Volker Fintelmann

Vom Wesen der Niere und ihrer Beziehung zur Seele

Volker Fintelmann

Vom Wesen der Niere und ihrer Beziehung zur Seele

Organ von Licht und Finsternis

INFO3 VERLAG

Volker Fintelmann
Vom Wesen der Niere und ihrer Beziehung zur Seele

ISBN 978-3-95779-215-0
Schlanke Reihe Band 10

Erste Auflage 2024
Zweite Auflage 2025

Lektorat: Ramon Brüll, Frankfurt am Main
Korrektorat: Katharina de Roos
Satz: Ulrich Schmid, de·te·pe, Aalen
Cover: Frank Schubert, unter Verwendung
eines Aquarells von Dominica Couck
Druck: Jelgavas Tipogrāfija, Jelgava, Lettland

Info3 Verlag
Kirchgartenstraße 1, 60439 Frankfurt am Main
Tel. 069 58 46 47, E-Mail: vertrieb@info3.de
www.info3.de

Inhalt

1. Einleitung

Nach Lunge, Herz und Leber wird nun als viertes der großen Organe des menschlichen Organismus in diesem Bändchen die Niere beschrieben. Eigentlich die Nieren, denn es sind *zwei* eigenständige, deutlich voneinander getrennte Organe, die aber je selbständig die gleiche Funktion vollziehen. Und noch präziser müssen wir von einer Nieren*organisation* sprechen, denn den beiden Nieren sitzen wie zwei Helme die Nebennieren auf; über die ableitenden Harnwege, die Harnleiter, verbindet sich das getrennte Paar in der *einen* Harnblase. Sie bildet die Mitte und ist mehr als nur ein Sammelorgan der Nierenausscheidung, des Harns oder Urins. Diese paarige und in sich differenzierte Nierenorganisation bildet im funktionalen Sinne *ein* Organ, weshalb wir zu Recht eben auch von *der* Niere sprechen können, vergleichbar dem Bien, der das ganze Bienenvolk meint.

Wieder wird das gesunde Organ den Hauptteil der Darstellung bilden, aufbauend auf den grundsätzlichen Aussagen zum Beispiel zur Leber, mit welcher die Niere eng verbunden ist. Denn es ist ja Anliegen dieser kurzen Schilderungen, die Organe in ihrem umfassenden Wesen den Lesern so verständlich zu machen und nahezubringen, dass sie eine wirkliche Beziehung zu ihnen und ihrer selbstlosen Tätigkeit entwickeln, Dankbarkeit für ihr Tun ausbilden und mehr und mehr Eigenverantwortung für sie übernehmen, damit sie so ungestört wie möglich ihre Arbeit leisten können. Deshalb wird ein weiteres Kapitel beinhalten, wie die gesunde Tätigkeit der Niere gepflegt und gefördert werden kann, was ihr hilft und was ihr schaden kann. Danach wird ein kurzer Blick auf typische Krankheiten der Niere gerichtet und Beispiele rationaler, das heißt die Ursache der Krankheit erfassender Therapien gezeigt.

Schulmedizinisch wird die Niere vor allem als ein Ausscheidungsorgan verstanden, wenn auch immer stärker ihre umfassenden regulativen Tätigkeiten gesehen und bewertet werden. Denn die Niere ist auch ein hormonbildendes Organ, insbesondere durch die Nebennieren, doch auch durch die Nieren selbst. Sie steuert den *Tonus* (die Muskelspannung), vor allem der arteriellen Blutgefäße. Und sie steuert auch die Bildung der roten

Blutkörperchen, der *Erythrozyten*. Schaut man auf ihre Verbundenheit mit der menschlichen Seele, dann entdeckt man die ganze Welt der Empfindungen, die wir heute auch Emotionen nennen. Wir entdecken den Sinn der Paarigkeit, denn die Empfindungswelt ist dual veranlagt. Ihre Grundelemente sind Nähe suchen (Sympathie) und Abstand halten (Antipathie). Diesen Aspekt unseres Seelenlebens nannte Rudolf Steiner „Empfindungsseele", welche dasjenige Seelenglied ist, welches sich am stärksten zu dem Leib hingezogen fühlt, sich zu ihm drängt, was am offenkundigsten in der Einatmung erlebt werden kann. Dieses Seelenglied kann man als ganz und gar farbig erleben; es ist wie aus Licht gebildet, seine Substantialität ein feinster, wunderbar farbiger Lichtstoff. Goethe sprach in seiner Farbenlehre *von den Leiden und Taten des Lichts*, welche in den verschiedenen Farben zum Ausdruck kommen. Und wieder stoßen wir auf die Zweiheit, auf das Duale der Nieren. In der griechischen Mythologie ist es der Gott Janus mit seinen zwei Gesichtern, von denen eines rückwärts gewandt in die Vergangenheit schaut, das andere nach vorne in die Zukunft. Schauen wir mit diesen Grundaussagen jetzt auf die so vielgestaltige und faszinierende Welt der gesunden Niere.

2. Die gesunde Niere

In der heute dominierenden Schulmedizin werden den Nieren zwei große Aufgabenbereiche zugeteilt: die Ausscheidung von Stoffwechselprodukten und die Regulation und Konstanthaltung des Wasser- und Elektrolythaushaltes. In der Schulmedizin ist alles wichtig was man messen, wiegen und zählen kann, und so beschreibt sie das Gewicht der Nieren mit 120 bis 200 Gramm, unterscheidet einen oberen und einen unteren Pol, eine feste Kapsel, die von einer dicken, schützenden Fettschicht umlagert wird. Diese wird auch als Wärmeschutz bezeichnet. Die Nieren liegen *retroperitoneal,* d.h. hinter dem die Bauchhöhle auskleidenden Bauchfell direkt unter dem Zwerchfell, also auch räumlich nahe der Leber. Ihr nach außen gelegenes Gewebe wird als Rinde bezeichnet, mehr nach innen liegt das Mark. In der Rinde finden sich die Nierenkörperchen mit ihren *Glomerula*, Kapillargefäßknäulchen mit einem einströmenden arteriellen Gefäß. Etwa eine Million solcher Glomerula werden angenommen. Sie filtrieren das Blut und bilden einen ersten Harn, den Primärharn, der zu den im Mark liegenden, schleifenbildenden Nierenkanälchen, den *Tubuli,* weitergeleitet wird. Hier nun erfolgt wie mit einem Filter die genaue Bewertung, was endgültig ausgeschieden werden soll und was wiederverwendet werden kann. Das gilt vor allem der Blutflüssigkeit als solcher, aber auch ihren Inhaltsstoffen wie Salze, Zucker, Eiweiße und der Flüssigkeit („Wasser") selbst. Hier agiert die Niere wie eine „sparsame Hausfrau", wie es der niederländische Arzt Bernhard Lievegoed einmal nannte. Wichtig ist, dass bei dieser Tätigkeit die Anteile, die aus den Tubuli zurück ins Blut geführt werden (sogenannte Rückresorption, ein sehr aktiver Vorgang), „erfrischt" werden, wir könnten auch sagen runderneuert, um uns der technischen Sprache zu bedienen. Wir können bemerken, dass hier die Niere sehr ähnlich der Leber vorgeht, bei der wir ja das Bild aus dem Märchen von Aschenputtel anführten: „die guten ins Töpfchen, die schlechten ins Kröpfchen". Nur geht es bei der Leber um die von außen aufgenommenen Fremdstoffe, die zu Eigenem verwandelt oder ausgeschieden werden sollen; bei der Niere jedoch um die bereits körpereigenen

Stoffe, die auf ihre noch vorhandene Nützlichkeit beurteilt und im Organismus behalten, oder aber ausgeschieden werden. Die moderne technische Welt hat diese Nierenfunktion im Recycling nachgeahmt.

Ist diese Beurteilung und Ein- bzw. Ausscheidung erfolgt, wird der Harn von den Tubuli zu den Kelchen des Nierenbeckens geleitet, im letzteren gesammelt und über die Harnleiter der Harnblase zugeführt. Dabei ist ganz wichtig, dass diese Ableitung kein passiver Vorgang ist, sondern von der Harnblase gesteuert wird, die den Harn ansaugt. Darauf werden wir noch zurückkommen. Faszinierend ist die Menge des Primärharns: etwa 150 Liter werden von den Glomerula jeden Tag gebildet, doch nur etwa ein Hundertstel (1,5 Liter) davon ausgeschieden. Die Gewebeeinheit von Glomerula und Tubuli wird *Nephron* genannt.

Wesentlich ist nun auch die Hormonproduktion der Niere, welche den Tonus der Arterien und damit den Blutdruck steuert. Die Kombination mehrerer sich gegenseitig regelnder Hormone wird das *Renin-Angiotensin*-System genannt. Auf genauere Einzelheiten kann hier verzichtet werden. Ein weiteres Hormon hat den wohlgefälligen Namen *Erythropoetin* und ist leider als Dopingmittel vor allem für Dauersportarten wie Langstrecken-Radfahren oder -Laufen in Verruf geraten (meist als Epo abgekürzt). Erythropoetin regt die Stammzellen im Knochenmark an, rote Blutkörperchen (*Erythrozyten*) und ihren roten Farbstoff Hämoglobin zu bilden. Es ist ein sogenanntes *Glykoprotein,* eine Bezeichnung für Eiweiße, die zuckerhaltig sind. Beim Erythropoetin beträgt der Zuckergehalt 40 Prozent, ein sehr hoher Anteil, was auf eine direkte Beziehung zur Ich-Tätigkeit verweist, worauf später noch eingegangen wird.

Nach Steiner birgt jedes Organ vier Glieder in sich, welche den Leib zu einem Organismus gestalten: den stofflichen oder „physischen“ Leib, die leibliche Lebensorganisation („Lebensleib“), den empfindend-beseelten Leibanteil („Empfindungs“- oder „Seelenleib“), und schließlich den Leibanteil, der Ich-Träger sein kann („Ich-Organisation“). Diese werden wir nun für die Niere jeweils gesondert beschreiben, zuvor jedoch noch einen Blick auf die Nebennieren und die Harnblase werfen. Und zum Schluss dieses ersten Hauptkapitels wird dargestellt, wie die Niere mit der Seele interagiert und welche besondere Aufgabe sie für unser Ich, den Kern unseres Menschseins hat.

Nur wenn man die Teile einzeln studiert, ohne das Ganze zu kennen, kann man die **Nebennieren** als eigenständige Organe verstehen. Vom Ganzen gesehen gehören sie eindeutig zur Niere und sind dort ihr Kopf- und Gehirnpol. Auch die Nebennieren sind in sich gegliedert mit unterschiedlichen Aufgaben. Wie bei den Nieren werden Rinde und Mark unterschieden. Erstere hat drei Schichten („Zonen"), die verschiedene Hormone produzieren, gesteuert von der Hirnanhangsdrüse (Hypophyse): die *Zona glomerulosa* produziert *Mineralokortikoide*, die *Zona fosciculata Glukokortikoide*, die *Zona reticularis* männliche Geschlechtshormone, die sogenannten *Androgene*. Die Mineralokortikoide regeln den Salzhaushalt im Körper, vor allem im Gleichgewichtbilden der polar tätigen Natrium und Kalium. Diese Regulation erfolgt zentral über die Nierentubuli als Ausscheidung oder Rückresorption, reicht, jedoch bis in jede Zelle und alle Gewebe hinein. Die Glukokortikoide beeinflussen über die Zuckersynthese (*Glukoneogenese*) abbauende Stoffwechselprozesse (sog. *katabole* Wirkung), hemmen den Knochenaufbau und wirken abbauend auch auf Haut, Muskulatur und das lymphatische Gewebe. Als Arzneimitttel werden sie verkürzt als *Kortison* bezeichnet. Sie wirken auch antientzündlich und unterdrücken die Aktivität des Immunsystems. Sie bilden die Grundlage aller Skleroseprozesse.

Im Mark werden sogenannte *Katecholamine* gebildet, deren bekanntestes das *Adrenalin* ist. Diese treiben die Herztätigkeit und den Tonus der Arterien an, bringen die Bronchial- und Darmmuskulatur dagegen zum Erschlaffen. Die Katecholamine werden auch populär Stresshormone genannt.

Schließlich die **Harnblase**: ein muskuläres Hohlorgan, das den Harn aufnimmt, sammelt und periodisch über die Harnröhre entleert. Sie ist ein dem wachen Bewusstsein und dem Willen verbundenes Organ, und damit stark der Ich-Tätigkeit zugeordnet. Ihre saugenden Kräfte zeigen zugleich eine hohe Lebenstätigkeit, wie wir sie bei der Leber für das venöse System geschildert haben, hier nur für alle Gewebeflüssigkeiten. In der folgenden differenzierten Darstellung werden die Nieren im engeren Sinne, die Nebennieren und die Harnblase für jede Leibesebene als Ausdruck des Gesamtorgans „Niere“ gemeinsam betrachtet.

Die Physisch-stoffliche Leibesebene

Sie ist sowohl in den Nieren als auch den Nebennieren stark ausgebildet. Die Konsistenz der Organe ist sehr fest, im Gegensatz zur fast flüssigen Leber. Von hier wird alles Mineralisieren im Körper bestimmt, die mineralische Seite der Stoffe betont. Das ist dynamisch verbunden mit den Ausscheidungskräften. Es wird den Stoffen Dauer verliehen und die Lebendigkeit gehemmt. So haben auch die Nieren und Nebennieren selbst eine geringe Regenerationskraft. Eine für die Niere prägende Substanz ist der Stickstoff, dessen Name erahnen lässt, dass er Leben, Wachstum und Neubildung hemmt, „erstickt". Die physische Ebene der Niere ist verantwortlich für den irdischen Menschen, den eigentlichen Erdenmenschen, also für jenen Aspekt des Menschen, auf den sich der Blickwinkel der wissenschaftlivchen Medizin beschränkt. Er hat seine vergängliche Wirklichkeit aber nur durch den ihm innewohnenden „übersinnlichen" Geistesmenschen, der mit den Kräften des Werdens, des Erneuerns wirkt. Erdenmensch und Geistesmensch sind zwar in Gestaltung und ihrem Wirken polar, bilden als „Mensch" jedoch eine Einheit, die vom vermittelnden und ausgleichenden Ich zusammengehalten wird. Wir erleben darin das den ganzen Erdkosmos prägende, trinitarische Schöpfungsprinzip. Wir können Polarität und Einheit auch für die Niere und die Leber entdecken, letztere als Organrepräsentanz des Geistesmenschen.

Die auffälligste physische Tätigkeit der Niere ist natürlich die Harnbildung. Wie schon gesagt: 150 Liter Primärharn werden von den Glomerula täglich durch Filtration des Blutes erzeugt, wovon dann 1,5 Liter ausgeschieden werden. Mit dieser Ausscheidung blicken wir auf eine der vielen Verbindungen, die Mensch und Natur oder Erde eingehen und sich dabei gegenseitig fördern, wie zum Beispiel auch der Austausch von Sauerstoff und Kohlendioxyd zwischen Pflanze und Mensch. Die Bedeutung der Durchtränkung der Erde mit dem Harn der Menschheit ist bisher nicht erfasst, zu einseitig wird der Harn nur als Abfallprodukt gedacht. Die hippokratische Medizin, auch die Medizin der alten Völker, wussten jedoch um die Heilkräfte des Harns. Letzte Reste davon existieren noch in der Eigenurin-Behandlung, die manche Therapeuten noch anwenden.

Staunen wir einen Augenblick über die reine Zahl der Harnmenge, die ein einzelner Mensch im Laufe seines Lebens ausscheidet: bei täglich 1,5 Litern sind das gut 500 Liter im Jahr und bei einem Lebensalter von 80 Jahren insgesamt fast 44 000 Liter! Und nun denke man weiter: 7 bis 8 Milliarden Menschen leben zur Zeit auf der Erde! Ist für diese eine solche Flüssigkeitsmenge ohne Bedeutung, ohne Sinn?

Es ist hier nicht das Anliegen, diesen Gedanken weiter zu verfolgen. Er soll nur deutlich machen, in welcher Abstraktion wir Menschen heute gegenüber den Wirklichkeiten leben, und wie nur *eine* Zahl genügt, darauf hinzuweisen, welche Zusammenhänge noch nicht erforscht sind. Die Niere erzeugt aber nicht nur den Harn und scheidet ihn in die Welt aus, sondern auch den Schweiß. Der Mensch schwitzt über seine Haut jeden Tag ebenfalls ungefähr 1,5 Liter aus, ein unbemerktes Schwitzen, mehr ein ständiges Verdunsten von menschlichem Lebenswasser, das an die Luft abgegeben wird. Dieses natürliche Schwitzen wird mit dem medizinischen Fachbegriff *Transpiratio insensibilis* anschaulich benannt: unsichtbares, nicht gefühltes Schwitzen. Und wir wissen alle, dass bei Hitze oder starker körperlicher Belastung die Schweißabsonderung erheblich stärker werden kann. Erstaunlich, dass wir dann nicht vertrocknen, der

Leib zur Wüste wird. Doch die Luft gibt uns auch mit der Einatmung Wasser zurück, kosmisches Wasser, das der Organismus dann zum Menschen-Lebenswasser verwandeln muss. Das ist die Aufgabe der Niere, das nennt die Wissenschaft abstrakt „Regulation und Konstanthaltung des Wasserhaushalts"! Dahinter verbirgt sich jedoch ein zutiefst staunenswerter Austausch von Mensch und Natur, Erde und Kosmos. Dabei ist immer auch der Salzhaushalt betroffen, was von einer anderen Seite auf die Nierenfunktion des Mineralisierens (Sklerosierens) verweist.

Die Lebensvermittelnde-funktionale Leibesebene

Für unsere organische Lebendigkeit hat die Niere eine ganz besondere Funktion: sie achtet mit großer Intensität darauf, dass mit dem Quantum der Lebenskräfte, das einem erwachsenen Menschen für sein Leben zu Verfügung steht, achtsam und sparsam umgegangen wird, dass so wenig wie möglich davon verlorengeht. Von dieser für unsere Gesundheit und Lebensstärke so wichtigen Funktion weiß die Schulmedizin nichts, das Leben als eigenständige Kraft und Entität kann sie mit ihrer naturwissenschaftlichen Methode nicht erfassen. Es hat ja kein Gewicht und Schwere, es ist nicht zähl- und messbar, man kann es nur in seiner Wirksamkeit erleben und beschreiben, wie es beispielsweise Goethe mit Blick auf die Pflanzen gemacht hat. Leben ist eine ganz ursprüngliche Schöpfungskraft unserer Welt, wir können auf seine Quelle im Prolog des *Johannes-Evangeliums* treffen, wenn es dort vom schöpferischen Wort heißt *In ihm war das Leben, und das Leben war das Licht der Menschen.* Das Leben war vor dem Licht, ist Zeugendes des Lichts. Wir werden bei dem Blick der Lichtbildung durch die Niere noch darauf eingehen.

Das Leben ist ein Geschenk an uns Menschen, wir werden von der Geburt an, ja schon mit der Empfängnis, damit immer neu beschenkt, in der Embryonalzeit durch den mütterlichen Organismus, dann mit der Geburt durch unseren eigenen. Durch die vielen Jahre des Wachstums in Kindheit und Jugend verbrauchen wir ständig Leben, und immer neu bekommen wir Nachschub. Erst gegen Ende des vierten Lebensjahrsiebts, um das 28. Lebensjahr, hört dieser Nachschub auf. Von dieser Zeit an müssen wir mit dem Quantum an Leben sorgsam umgehen und es gut verwalten, um in der Zeit des Erwachsenseins bis ins hohe Alter immer ausreichend von ihm zu haben. Für diese so bedeutende Aufgabe ist die Niere auf ihrer leiblichen Lebensebene verantwortlich. Und so wird in ihrem Harn-Bilden und Stoffe-Bewerten auch immer darauf geachtet, alle Lebensvorgänge, die sich mit den Stoffen verbunden haben, von diesen abzutrennen und wieder in die Lebensorganisation, die Rudolf Steiner „Ätherleib“ oder auch „Bildekräfteleib“ nannte, zurückzuführen. So strahlt von beiden Nierenorganen ein ständiger Lebensstrom radiär in den ganzen Organismus; und dieser Strom leuchtet, er ist Licht. Rudolf Steiner nannte diesen Vorgang eine originäre Lichtbildung im Menschen und sprach auch von einer „Nierenstrahlung“. Von beiden können wir viel entdecken, wenn wir an einem anderen Menschen wahrnehmen „du strahlst ja so“, wenn er leuchtet, vielleicht verbunden mit Freude, mit einem Frohsinn. Diesen Lichtstrom ständig von den Nieren erfrischten Lebens nannte Steiner auch „Lichtäther“. Sein Quellort sind die Nieren. Und eine seiner wichtigsten Aufgaben im Organismus ist, diesen mit Leichtekräften zu durchdringen. Das gilt sowohl für den Leib als auch für die Seele.

Wo das Licht ist, da ist immer auch Schatten, Dunkelheit. Bei tieferer Anschauung entdecken wir, dass das nicht Abwesenheit von Licht ist, sondern eine aktives Qualität, eine eigenständige Kraft. Deren Name ist Finsternis, und ihr ist die Schwere eigen. Licht und Finsternis sind einander bedingende, polare Kräfte der Schöpfung, beide unverzichtbar. Doch sie müssen im Gleichgewicht gehalten werden, was wieder Aufgabe unseres Ichs ist. An jedem Ort im Organismus haben sie ihr durchaus unterschiedliches Gleichgewicht: im Knochen überwiegt die Schwere, in der Leber oder im Blut die Leichte. Und so kann es nicht wundern, dass der Mensch auch seinen organischen Ort hat, wo er die (für den physischen Leib) benötigten Finsterniskräfte bildet. Das geschieht in den Nebennieren, vorzugsweise in deren Rinde und den dort gebildeten *Kortikoiden* (Cortex = Rinde), den Nebennierenrindehormonen. Es müsste ein ganz ausführlicher Blick auf Licht und Finsternis als schöpferische Weltenkräfte geworfen werden, die Steiner in einem Meditationstext für die jungen Ärzte 1924 auch „Leuchtekraft" und „Schweremacht" nannte. Darauf muss hier jedoch verzichtet werden, doch ist zumindest angeklungen, wie die ganze Nierenorganisation organischer Vertreter beider Kräfte ist und damit eine außerordentlich bedeutsame Aufgabe für den Gesamtorganismus, das meint Leib, Seele und Geist eines Menschen, hat. Soviel kann noch angefügt werden: die Leuchtekraft „entfacht“ das Leben, befeuert es, die Schweremacht, „tötet“ das Leben, bringt es zum Stillstand, bildet dadurch Stoff. Darin gründet auch die Polarität von Entzündung und Sklerose.

Die **Nieren** selber haben noch eine weitere spezielle Funktion für unsere Lebensvorgänge. Sie regen die im Gebiet der Stoffaufnahme, – also im Dünndarm und allem anschließenden Geweben einschließlich der zur Leber führenden Pfortader (die eine Vene ist!) – schaffenden und bildenden Lebenskräfte an, diese fremde Stoffeswelt in sich aufzunehmen, sich ihnen zu verbinden und sie nicht von vorneherein zurückzuweisen. Die Nieren regen also den Dünndarm an, seine Aufgabe zu erfüllen. So kann verständlich werden, dass sich im Dünndarm ein ausgeprägter Anteil von Immuntätigkeiten abspielt, die – ähnlich wie in der Leber selbst – abgesondert von der allgemeinen Immunität, die wir abstrakt auch „Immunsystem“ nennen, mit dieser besonderen Aufgabe betreut sind: fremde Stoffe, Fremdheit aufzunehmen und so zu begleiten, dass sie dem übrigen Organismus nicht schaden. So werden sie auf direktem Wege der Leber zugeführt, wo dann entschieden wird, was davon nützlich oder schädlich ist, im alten Sinne von Gut oder Böse. Eine den Nieren bei dieser wichtigen Aufgabe zur Seite stehende Substanz ist der Schwefel, der bei krankhaften Störungen in diesem Gebiet helfen kann. Steiner einmal wörtlich zitiert: „Man kann daraus ersehen, dass der Schwefel, als Heilmittel zugeführt, die physischen Tätigkeiten des Organismus dem Eingreifen der ätherischen *geneigter* macht, als sie im kranken Zustande sind" (GA 27, 13. Kapitel).

Die **Nebennieren** tragen die Finsternis-Schwerkräfte in den physischen Leib, dort zum Beispiel Knochen bildend. Im Lebensbereich vermitteln sie Stoßkraft, Dynamik der Lebenskräfte, die wir auch Vitalität nennen. Damit wird heute auch der Begriff „Energie" verbunden, der sich leichter aus der physikalisch-technischen Welt ableiten lässt, und damit zugänglicher erscheint als das schöne alte Wort der Lebenskraft. Als die Tuberkulose bei uns in Europa noch eine häufige Krankheit war, zerstörte sie als Nebennierentuberkulose das hormonbildende Gewebe mit den Folgen einer schweren Unterfunktion dieser Organe, dem *Morbus Addison*. Dessen Hauptsymptom war die tiefgreifende *Adynamie*. Die Menschen waren völlig kraftlos, überwiegend bettlägerig. Das heute so viel zitierte Müdigkeitssyndrom oder *Fatigue* ist eine Verwandte dieser heute selten gewordene Erkrankung, vielleicht so etwas wie deren Stellvertreter. Davon später mehr.

Blicken wir noch auf die **Harnblase**. Sie ist in ihrer Bedeutung für den Gesamtorganismus „Mensch" noch nicht erkannt, wird eigentlich nur als Sammelorgan des abfließenden Harns gesehen, als eine Art Regentonne! Die sich von einer solchen allerdings unterscheidet, weil sie den Menschen spüren lässt, wann sie entleert werden möchte. Sie bildet dort Rhythmus, eng verbunden mit einem Willen, der sie bis zu einer gewissen Grenze steuern kann, eine Fähigkeit, die im Alter mehr und mehr nachlässt, sodass der alte Mensch wie das kleine Kind häufig einnässt. Diese Aufgabe des Harnsammelns und periodisch Entleerens ist eindeutig dem physischen Leib und der Steuerung durch Ich und Astralleib zuzuordnen.

Eine verborgene, doch viel umfassendere Tätigkeit hat die Harnblase auf der Lebensebene. Einen Hinweis darauf gab Rudolf Steiner in seinem ersten Kurs für Ärzte im 9. Vortrag vom 29. März 1920 (GA 312, *Geisteswissenschaft und Medizin*): „Die Blase ist eigentlich im Wesentlichen ein Zugmittel. Sie wirkt als Aushöhlung im menschlichen Organismus, sie zieht". Darin sind zwei Phänomene angesprochen, die grundlegend für das Verständnis von Aufgabe und Funktion der Harnblase sind: „Aushöhlung" oder „Hohlraum" und „Zugkräfte". Im Leib finden sich überall Hohlräume, der größte ist der Magen-Darmtrakt, vom Magen bis zum Mastdarm. Auch die Nasennebenhöhlen sind Hohlräume, oder auch die Gallenblase, die wieder eine Verbundenheit von Niere (Harnblase) und Leber (Gallenblase) entdecken lässt. Solche „scheinbaren" Hohlräume sind immer aus ihrem Wesen verbunden mit dem Element der Luft, sind innere Lufträume. Und – jetzt kommt eine für die einen vielleicht überraschende, für andere wahrscheinlich absurde Aussage – wo Luft ist, da finden wir immer auch Atmung! Diesen Satz zu akzeptieren setzt voraus, Atmung umfassender, grundsätzlicher zu verstehen als einen Gasaustausch in den Lungen. Das Grundwesen der Atmung ist Sich-Verbinden und wieder Lösen. Auf den Menschen bezogen betrifft das vor allem das Zusammenwirken von Seele und Leib: die Seele verbindet sich mit dem Leib, sehnt sich nach ihm, mag ihn (Sympathie). Doch sie muss ihn wieder verlassen, weil der Leib sich von ihr bedrängt fühlt, sie in seiner räumlich gegebenen Beengtheit nicht fassen kann, sie ihn zu sprengen droht. Man denke nur an das vereinfachende Beispiel des Luftanhaltens nach der Einatmung, zum Beispiel beim Tauchen im Wasser. Genial hat Goethe die Atmung in seinem bekannten Gedicht vom Atemholen beschrieben:

Im Atemholen sind zweierlei Gnaden:
Die Luft einziehen, sich ihrer entladen;
Jenes bedrängt, dieses erfrischt;
So wunderbar ist das Leben gemischt.
Du danke Gott, wenn er dich presst,
Und danke ihm, wenn er dich wieder entlässt.

Eine geniale Physiologie wird hier gedichtet, wirklich alles Wesentliche der menschlichen Atmung wird in diesen Worten ausgesprochen. Bis dahin, dass wir darauf verwiesen werden, von wem dieses Atmen stammt, wem wir es verdanken: Gott, der uns seinen lebendigen Atem (Odem) einblies (*1. Buch Mose*, 2,7).

Die Harnblase ist also ein der Atmung verbundenes Organ, ja, sie hat entscheidenden Anteil an der Ausatmung. Diese ist ein Element der Nierentätigkeit, ihrer Fähigkeit zur Ausscheidung. Verbunden mit dem Vorgang, das Lebendige der Stoffe von denen, die ausgeschieden werden sollen, abzutrennen und in den Organismus zurückzuführen. Die damit verbundene Lichtbildung ist eine Tat der Nieren, die Bewegungskraft der Strahlung eine der Blase. Sie saugt diese Kräfte zurück in den Leib, sie verbreitet sie in ihm bis in seine äußerste Peripherie. Sie gibt die kraftvolle Intention, dass sich der Leib von der ihn bedrängenden Seele befreit, ein Geschehen, das wir eben Ausatmung nennen. Dieses von der Blase ausstrahlende, durch Rückresorption wiedergewonnene Leben ist jedoch durch die Begegnung mit der Seele „erfrischt" worden, hat neue Bildekraft aufgenommen, kann wieder mit neugewonnener Kraft schaffen. Dieses Gesamtgeschehen ist an die gesunde Tätigkeit der Blase gebunden, es wird von ihr impulsiert. Sie ist also wirklich viel mehr als ein bloßes Sammelgefäß.

Die Empfindend-beseelte Leibesebene

Für ein gesundes Zusammenwirken von Seele und Leib ist die gesamte Nierenorganisation, „die Niere", zuständig. An ihr, in der Begegnung mit ihr bildet die Seele das Empfinden aus, eine tiefere, nur halbbewusste („instinktive") Schicht des Fühlens. Steiner nennt immer wieder für dieses empfindende Fühlen die Begriffe Triebe, Leidenschaften, Instinkte und Begierden, auch die Grundgesten der Empfindungsseele Sympathie und Antipathie zählen dazu. Ganz wesentlich ist auch die Spontanität, oder auch Begeisterung. In allem ist ein Grundelement wirksam, das besonders deutlich auf die Leib-Seele-Verbundenheit verweist: die Spannung, im medizinischen Sprachgebrauch als *Tonus* bezeichnet. Immer bewegt sich Tonus oder Spannung im Hin und Her von Anspannung und Entspannung, Hypertonus und Hypotonus. Ein leiblich-organischer Ort für den Tonus ist die Muskulatur, im Instinktiven die sogenannte glatte Muskulatur wie der von Blutgefäßen oder Magen und Darm, in der bewussten willentlichen Betätigung die sogenannte quergestreifte Muskulatur, vor allem der Gliedmaßen. Auch die Atmung ist Ausdruck der Spannung, Einatmen als Anspannung, Ausatmung als Entspannung. Und noch weiter gegriffen gehören auch Wachen und Schlafen dazu. Spannung oder Tonus offenbart außerordentlich wichtige Kräfte unserer Gesundheit, sie werden in unserer Gegenwart von vielen Seiten attackiert oder gestört. Sie müssen sehr bewusst und aktiv im Gleichgewicht gehalten werden, immer im Augenblick präsent, d. h. immer in Bereitschaft sein. Das ist Aufgabe unseres Ichs, das noch jung und wenig erfahren ist, das helfende Kräfte sucht und dabei auch solchen begegnet, die sich ihm anbieten, doch nicht um dem Ich in seinem Sinne zu helfen, sondern um etwas für sich zu gewinnen. Wir können sie in diesem Kontext die Geister der Anspannung, der Hektik, des Druck-Erzeugens nennen, und ihr Gegenüber die Geister der Bequemlichkeit, der Lähmung, des Erschlaffens. Da taucht als inneres Bild der als Torso gebliebene Wagenlenker von Delphi auf, der aufrecht, mit ruhiger Hand und vorausschauendem Blick die wilden Rosse lenkt, die vor seinem Wagen gespannt sind, auf dem er steht (nicht bequem sitzt!).

Der Empfindungsleib als Träger aller zwölf Sinne bildet in der Niere den Geruchssinn, ermöglicht uns die Welt zu riechen, aber auch selber Gerüche zu bilden, besonders ausgeprägt in den Ausscheidungen, zum Beispiel Harn und Schweiß. In den Gerüchen teilen wir uns mit, teilt die Welt sich uns mit. Dabei, das ist wichtig, verweilen wir im Riechen immer an der Oberfläche des Stoffes und seines Wesens, dringen nicht – wie beim Schmecken – tief in ihn, in seine besondere Art ein. Wir erleben nur die Außenseite, nicht den Kern, oder – mit dem Philosophen Kant gesagt – erleben das Ding, die Dinge, aber nicht das Ding an sich. Das spiegelt sich in dem der Niere zugehörigen Temperament des Sanguinikers, des „Luftikus". Und entspricht stark der heutigen Lebenseinstellung, speziell der westlich, das heißt anglo-amerikanisch geprägten Menschheit, auch ihrer dogmatisch vertretenen Wissenschaft. Wir nennen diese Lebenseinstellung materialistisch, als Weltanschauung Materialismus, und können entdecken, das sie „oberflächlich" ist. Sie verharrt an der Oberfläche, dem Außen der Dinge, will nicht in sie eindringen oder – mit dem kategorischen Imperativ – kann nicht eindringen. Hier soll nun schon mit einem nachdenkenswerten Hinweis darauf aufmerksam gemacht werden, welche Bedeutung in der Neuzeit künstliche Gerüche (Aromen) bekommen haben, an vorderster Stelle Parfums oder auch Deodorants. Man denke auch als ein Beispiel daran, wie neue Autos mit Düften so geprägt werden, dass der Kunde kaufwillig wird. Erneut wird dieses Thema hier nicht weiter verfolgt oder vertieft, taucht aber im Kapitel zur Pflege der Niere noch einmal auf.

Das eigentliche seelische Element, das die Niere braucht, um sich an ihr selbst zu erleben oder sie als ein Fenster zur Welt zu nutzen, finden wir spezifiziert im Ausdruck der großen Seelenkräfte von Denken, Fühlen und Wollen. Immer bleibt dabei der beschreibende Blick auf das Gesamtorgan Niere gerichtet, der Zusammenklang von Nieren, Nebennieren und Harnblase.

Die Luftigkeit der Niere haben wir schon im sanguinischen Temperament erlebt, im Seelischen erleben wir sie als Lebensleichtigkeit, Zuversicht. Auch in einer optimistischen Lebensauffassung treffen wir auf das Zusammenwirken von Niere und Seele. Im Begegnen mit den Nebennieren zeigt sich das Gegenüber von Scham und Furcht. Die Scham ist Ausdruck eines Selbsterkennens, eines Bloßgestelltseins, das man selber zu verantworten hat. Ihr Urbild finden wir in dem Bild von Eva und Adam, die sich, nachdem sie die Frucht vom Baum der Erkenntnis gegessen hatten, ihrer Nacktheit gegenüber Gott bewusst werden. Vorher hatte es keinerlei Bedeutung, unbedeckt gesehen zu werden. Das Feigenblatt wurde in der christlichen Malerei zum Symbolum der Scham. Mit ihr ist das Erröten verbunden, die Intensivierung des Inkarnats, welches im Zusammenhang mit der Bildung des Nierenhormons *Erythropoetin* steht, aber auch mit den Nebennieren selbst. Dieses Erröten ist wie ein Vorhang, hinter welchem sich die Seele in der Scham verstecken will, wie es im Urbild Eva und Adam ja taten, als Gott sie rief.

Das Gegenüber der Scham ist die Furcht. Sie ist eine natürliche Empfindung der Seele, besonders wenn diese noch wenig Ich-geführt ist. Bei ihr erblasst der Mensch, möchte ganz klein und unsichtbar werden. Ihr entspringt die Vorsicht, eine wichtige Helferin gegen drohende Gefahr oder Unheil, wie zum Beispiel ein plötzlich auftauchender Abgrund bei einer Bergwanderung, oder die Gefahr eines stürmischen Meeres. Vorsicht ist immer auch Voraussicht, eine Hilfe im Leben, keine Schwäche. Grundsätzlich können wir in Scham und Furcht auch wieder die Grundpolarität von Spannung und

Entspannung entdecken, und auch von dieser Seite den Zusammenhang mit der Niere.

Ein besonderer Ausdruck des mit der Niere verbundenen Seelenlebens sind auch Lachen und Weinen. Wieder Polaritäten, und doch so ähnlich. Beide befreien, lösen eine Anspannung oder eine Furcht. Wie oft kann ein humorvolles Lachen eine kritische Situation im Sozialen lösen. Wie sehr hilft Weinen, Kummer oder Schmerz erträglicher zu machen, wie tröstend kann es sein.

Alles bis hierher Geschilderte betrifft vor allem das **Fühlen**. Im **Wollen** finden wir sehr gegensätzliche Elemente. Der Wille gewinnt an der Niere Klarheit, er klärt Dinge, die verworren, unklar sind. Interessant, dass für Klärwerke, welche in der Technik die Nierentätigkeit nachbilden, das Wort „Klären" verwendet wird. Mit den Nebennieren bildet der Wille Aggression, Zerstörungswillen, ist doch mit den Rindenhormonen Abbau und Zerstörung verbunden, oft in heftiger Art. Seelisch können wir auf den Zorn blicken. Dem **Denken** vermittelt die Niere Nüchternheit, auch klares Denken, Fähigkeit zur Abstraktion. Wir können entdecken, wie sehr gerade die umfassende Nierenorganisation mit vielen Symptomen korrespondiert, die zeittypisch sind. Wir können auch sagen: in unserer Zeit braucht der Mensch tüchtige, gesunde Nieren.

Die Individualitätsbildende Leibesebene

Die Ich-Ebene springt bei der Niere nicht so stark ins Auge. Zu sehr dominiert hier der Ankerplatz der Seele. Doch sind es zwei Paare, die das Ich besonders an die Niere bindet: zum einen Realismus und Idealismus, zum anderen Phantasie und Nüchternheit. Durch die Nebennieren kommt noch das Element der Ehrfurcht hinzu. Wichtig: alles sind für unser Menschsein notwendige Lebenselemente, für keines kann man sagen, es sei besser als das andere. Es kommt immer auf das rechte Maß an, die Handhabung durch das Ich, das von ihm erzeugte Gleichgewicht. Ein einseitig-betonter Idealismus kann schnell zur Weltflucht führen, zum Wolkenkuckucksheim; der einseitig gelebte Realismus zur skeptischen oder gar pessimistischen Welt- und Lebensauffassung. Auch die so großartige Phantasie, die im rechten Maß aller Kreativität zugrundeliegt, kann überborden und zu reinem Wunschdenken werden. Eine überbetonte Nüchternheit kann zur Freudlosigkeit führen.

Eine besondere Gabe ist die Ehrfurcht. Albert Schweitzer schuf den Begriff der „Ehrfurcht vor dem Leben“, in der Religion erlebt der Mensch Ehrfurcht vor Gott. Diese hat viel mit der Würde zu tun, mit Achtung vor allem Geschaffenen, der Schöpfung. Der junge Mensch kann auch Ehrfurcht vor dem alten Menschen empfinden, weil an ihm das Element der Erfahrung, der Lebenserfahrung sichtbar werden kann. Der Arzt und Naturforscher Carl Gustav Carus (1789–1869) hat das Walten von Ehrfurcht einmal so charakterisiert, dass jeder Mensch, ja alle Kreatur, eine Idee Gottes seien, und alle gleich wert sind.

So blicken wir auf das Organ Niere in seiner Vielschichtigkeit und ihrer Teilhabe an einem gesunden Menschsein auf den verschiedenen und differenzierten Ebenen von Leib, Seele und Geist und können den Übergang finden zu Überlegungen, was wir für sie pflegend tun, wie wir Schaden von ihr ab- und fernhalten können.

3. Gesunderhaltende Pflege

Schauen wir auf das Gesamtorgan Niere und fragen, was wir für sie tun können, um ihre Tätigkeit zu unterstützen und ihr durch unser Verhalten möglichst nicht zu schaden, dann können zwei Elemente vor allen anderen Möglichkeiten genannt werden: Trinken und Wärme. Aber auch Licht, Geruch, vielfältige Formen der Atmung sowie An- und Entspannung sollen hier angesprochen werden.

Trinken: In den traditionellen Naturheilverfahren gibt es einen therapeutischen Begriff, der die Bedeutung des Trinkens für eine gesunde Nierenfunktion beschreibt: die Durchspülungstherapie. Damit ist die Verordnung von Kräutertees gemeint, durch welche die Nieren zur gesteigerten Harnbildung angeregt werden. Besonders oft angewendet werden die Echte Goldrute (*Solidago virgaurea*), Hauhechel (*Ononis spinosa*), der Wacholder (Juniperus communis) und der Ackerschachtelhalm (Equisetum arvense). Es gibt viele Mischungen der Kräuter als

Fertigtees, auch in Beutelform. Die arzneilichen Tees der Firma Sidroga beispielsweise sind von hoher Qualität und empfehlenswert. Solche Fertigtees fungieren häufig unter dem Oberbegriff „Nieren- und Blasentee". Doch schon einfach Wasser in reiner Form getrunken regt die Nierentätigkeit an. Eine Zeit lang kann sich die Niere auch am körpereigenen Wasser bedienen, aber ohne Nachschub von außen dörren die Gewebe aus. Immerhin werden ja täglich eineinhalb bis zwei Liter Harn ausgeschieden, die gleiche Menge auch noch einmal als Schweiß. Das führt auch zu der oft geäußerten Meinung, der Mensch solle täglich bis zu drei Liter trinken. Was eindeutig zu viel ist, es sei denn, man hat ungewöhnlich viel geschwitzt, vielleicht durch Leistungssport, oder man arbeitet unter großer Hitze, zum Beispiel am Hochofen bei der Herstellung von Stahl. Eine sinnvolle und ausreichende Trinkmenge sind eineinhalb bis zwei Liter täglich. Den Mehrbedarf decken die Luftfeuchtigkeit, die wir durch die Atmung und auch die Haut aufnehmen, und auch die Flüssigkeiten, die wir mit der festen Nahrung zu uns nehmen. Entscheidend sind die Qualität (Reinheit) des Getränks und ein gutes Angewärmtsein, weshalb ein Kräutertee aus Sicht der Niere ideal ist. Getränke wie Kaffee und schwarzer Tee, die Gerbstoffe enthalten, dörren, tragen also zur gesunden Trinkmenge nichts bei und behindern sie eher. Deshalb wird vielerorts zu einem Kaffee auch immer ein Glas Wasser serviert. Anregende, stimulierende Getränke mit überwiegend synthetischen Inhaltsstoffen wie zum Beispiel Coca Cola oder Red Bull sind keine wirklichen Helfer der Nieren.

Das zweite große Thema betrifft die **Wärme**. Die Niere hat, obwohl sie doch stark durchblutet wird, keine große Eigenwärme. Sie ist ein eher kühles Organ, was besonders durch die Nebennieren bewirkt wird. Vielleicht hat sie auch deshalb eine dicke Fettschicht um ihre Kapsel herum, um entweder die eigene Wärme nicht abzustrahlen, oder keine Wärme von außen an sich heranzulassen. Ihre relative Kühle hat auch zur Voraussetzung, reines Licht als Lichtäther in den Organismus zu strahlen: reines, nicht von Wärme durchdrungenes Licht, wie es beim Sonnenlicht ist. Diese ganz besondere Eigenheit der Nierenwärme macht das Organ sehr empfindlich gegen äußere Kältung, weshalb auch die häufigsten Nierenkrankheiten Kältungs- oder, im gewohnten Sprachgebrauch, *Er*kältungskrankheiten sind. Alle übermäßige Kälte, von den Füßen über die Beine bis zum Unterleib, greift die Nieren an, macht sie anfällig für ein Erkranken. Deshalb ist es eine große Hilfe, diese Regionen des Leibes gut warm zu halten, besonders die Füße, die Knie und den Unterleib. Vor einigen Generationen war deshalb auch wollene Unterwäsche (die sogenannten „Unaussprechlichen") und lange Strümpfe, gehalten von einem Strumpfband oder -halter, eine Selbstverständlichkeit. Heute herrscht dagegen zumeist eine so knapp wie möglich gehaltene „Reizwäsche" vor, oft auch aus synthetischen Stoffen. Statt langer Kniestrümpfe werden kurze Socken getragen. Es gilt wohl auch schick, als Mädchen oder junge Frau gerade die Nierengegend am Rücken ganz frei von Kleidung zu lassen, wovon aus medizinischer Sicht abzuraten ist.

Einen sehr effektiven Ausgleich kann das Fußbad schaffen, zehn bis fünfzehn Minuten beide Füße bis über die Knöchel in einem Wasserbad von 40 Grad Celsius. Die Wärmewirkung kann noch durch ätherische Öle intensiviert werden, morgens und vormittags zum Beispiel durch Rosmarin, abends durch Lavendel.

Licht: Wichtig ist auch unser Umgang mit der inneren Lichtbildung. Sie wird vom äußeren

Licht, besonders der Sonne, angeregt, allerdings nur, wenn wir das richtige Maß für uns finden. Denn allem Zuwenig steht immer auch ein Zuviel gegenüber. Es muss klar sein, dass sogar jedes von außen kommende Licht vom Menschen und seiner Immunität aus gesehen *fremd* ist. Was bedeutet, dass es *verdaut* werden muss, um zu Eigenem verwandelt oder gleich wieder ausgeschieden zu werden. Das ist eine Leistung des Ichs mit Einsatz des Immunsystems, was Arbeit und Anstrengung bedeutet, also Kraft kostet. So wundert es den Arzt nicht, wenn Menschen, die im Winter und der dunklen Jahreszeit in den Süden reisen, um Sonnenlicht und -wärme „zu tanken", scheinbar gut erholt und „aufgetankt" zurückkommen, promt an einer Erkältung oder einem grippalen Infekt erkranken.

Die wirkliche, gesunde Quelle des Lichts finden wir in unserer Seele, von ihr wird die Lichtbildung im Leibe gespeist. Wollen wir diese also stärken, müssen wir die Seele ertüchtigen. Das geschieht für ihr Lichtsein am direktesten durch das Erüben der Positivität, was in einer Zeit, die von Negativität geprägt ist, besonders gefördert durch die dominierende Medienwelt, gar nicht so einfach ist. Da braucht es schon eine aktive Übungswelt. Man könnte zum Beispiel ein

Büchlein anlegen, in welchem man für jeden Tag notiert, was sich alles an Gutem („Positiven“) ereignet hat, was man selber Gutes getan hat, was man von anderen Menschen an Gutem erfahren hat. Das kann auch erweitert werden um eine Negativspalte: was an Schlechtem ist einem persönlich alles widerfahren, was an Schlechtem hat man selber getan. Man kann womöglich entdecken, wie viel leichter es einem fällt, diese Negativspalte zu füllen, wie viel mehr man nachdenken muss, das Gute des Tages zu entdecken.

Man kann die Positivität auch an Naturphänomenen schulen, am täglichen Sonnenauf- oder untergang, am klaren Sternenhimmel, an der Laubbildung der Bäume im Frühling, der Blütenbildung der Blumen, den Schneeflocken im Winter. Wenn die Posaune des Untergangs der Erde, der Unmöglichkeit, auf ihr noch leben oder atmen zu können noch so laut tönt; wie ruhig und unbeeindruckt davon zeigt die Natur jedes Jahr neu ihr Entstehen und Vergehen. Sie ist viel widerstandsfähiger als wir Menschen. Aus der Sicht des Arztes gehen wir viel stärker einer Katastrophe des Menschseins als einer der Natur entgegen. Hier gilt es, aufmerksamer und wacher Beobachter der Weltgeschehnisse zu sein oder zu werden, zur eigenen Beurteilungen zu kommen. Denn ohne Frage ist das Lügen und Fälschen heute so verbreitet, dass es leichtsinnig wäre, grundsätzlich ungeprüft zu übernehmen, was die Medien oder andere Quellen uns vermitteln wollen, oft noch betont durch den Begriff „Wissenschaft"!

Beim Verständnis gesunder Lichtbildung ist auch von Bedeutung, dass wir Menschen seit etwa 150 Jahren immer weniger natürliches Licht um uns haben, weil das von Elektrizität erzeugte künstliche Licht inzwischen alles dominiert und uns überall umgibt. Die sogenannte Lichtverschmutzung ist heute beispielsweise ein großes Thema in der Baubiologie. Die gute alte Glühbirne mit ihrem tendenziell „warmen" Licht hatte noch alle Farben des gesamten Regenbogens. An ihre Stelle sind Leuchtkörper wie die Energiespar- und LED-Lampen getreten, deren tendenziell blaues Licht kältet und nicht wärmt, die ein eingeschränktes oder künstlich manipuliertes Farbspektrum haben und somit das Tageslicht nur imitieren. Viele Menschen zünden instinktiv oder auch ganz bewusst Kerzen an, wodurch ein kleines Gegengewicht geschaffen werden kann. Oder sind viel und gerne im Licht des Tages in der Natur, sitzen oder bewegen sich im Sonnenschein. Auffällig ist, dass heute viele Menschen einen Mangel an dem Lichtvitamin haben, das Vitamin D genannt wird.

Wir sehen, wie gerade das Thema einer die Niere pflegenden Lichtbildung einen großen Raum einnimmt und jeden von uns auffordert, eigene Ideen zu ihrer Förderung zu bilden, und diese dann auch in die Tat umzusetzen.

Ganz wichtig ist die Schulung des **Geruchssinns**. Wie extrem fein dieser ausgebildet sein kann, sehen wir wenn Menschen, zum Beispiel über den Duft eines Weins seine Herkunft und Lage bestimmen können. Oder – ein eigenes Erlebnis – wie einer der größten Kaffeegroßhändler den Wert eines Kaffees, meistens direkt in den Herstellungsländern, durch den Geruch seines Aromas ermittelte, ohne chemische Analysen. Wie Ärzte früherer Generationen befähigt waren, bestimmte Organkrankheiten über den Geruch zu entdecken; wie der Parfümeur durch eigenes Erfassen von Duftnoten ein neues Parfüm kreiert. Die Schulung des Riechens bedeutet Förderung der Nierenfunktion, auch wenn das zunächst ganz ungewohnt und sonderbar klingt. Doch so wie die Leber die Qualität der Stoffe, ihren Nutzen oder Schaden für den Organismus, ihren Wert (Qualität) durch das Schmecken erfasst, tut dies die Niere durch das Riechen, das ein innerer Sinnesvorgang ist. Es dürfte nachzuvollziehen sein, dass durch die Fülle chemisch-synthetischer Duftstoffe das natürliche Riechen geschwächt wird. Denn es ist ein typisches Phänomen dieser Düfte, dass sie aufdringlich sind. Über Stunden hinterließen mitunter Patientinnen ihren mitgebrachten Parfümgeruch z. B. nach Maiglöckchen, in meinen Praxisräumen, auch im Winter. Hier soll nicht schwarz-weiß gezeichnet werden, nicht einseitig gelobt oder verdammt werden. Es soll zunächst nur das Bewusstsein geweckt werden, dass ein geübter Geruchsinn Förderer der Nierentätigkeit und damit ihrer Nierengesundheit sein kann. Ein kurzer Nebengedanke: Warum wurde durch die Corona-Infektion oftmals Geruch- und Geschmackssinn ausgeschaltet?

Atmung. Werfen wir noch einen Blick auf die Ausatmung, die wir in ihrer Beziehung zur Harnblase beschrieben haben. Die heutige Zivilisationswelt betont stark die Einatmung. Diese bedrängt uns, erzeugt Hektik, Getriebensein, immer mehr Anspannung als Entspannung. In der Erziehung galt lange das unsinnige Wort „Ein Junge weint nicht“. Wie viele Patienten mit einer schweren Erkrankung berichteten, dass sie Jahrzehnte nicht mehr geweint hatten, nicht mehr weinen konnten. Wie schwer fällt es heute befreiend zu Lachen, wie sehr musste ein neuer Berufsstand des Comedian erfunden werden, damit die Menschen etwas zu lachen haben. Aber ist das ein befreiendes Lachen, besonders wenn vor allem über andere, deren Unfähigkeiten oder Missgeschick gelacht wird? Ist es nicht viel befreiender, wenn man über sich selber lachen kann? Oder einfach, weil die Welt, der Morgen, ein Naturerlebnis so schön ist, dass das Lachen zum Jauchzen wird?

Eine der gesündesten Kräftigungen der Ausatmung ist das Singen. Singen war früher von großer Bedeutung für die Gemeinschaftsbildung, hatte eine soziale Qualität. Singen sollte schon in der Kindheit veranlagt werden, sollte in Schulen als Unterrichtsfach die gleiche Bedeutung haben wie Mathematik. Das mag für viele überzogen klingen. Doch kann uns die Gedichtzeile „Wo man singt, da lass dich ruhig nieder, böse Menschen haben keine Lieder" nachdenklich machen. Würde man Gleiches von Menschen sagen, die gut rechnen und zählen können? Auch sportliche Betätigung regt die Atmung an, besonders, wenn mit ihr Freude verbunden ist: der Wald- und Wiesenlauf, Ballspiele, der Spaziergang, eine Bergwanderung oder das Laufen am Meeresstrand sind nur einige Beispiele.

Blicken wir auf die Empfindungswelt und mit ihr verbunden auf den Tonus. Die Doppelheit in allem: **An- und Entspannen**, Bejahen und Verneinen, Glauben und Zweifeln und vieles mehr. Und der ständige Ausgleich, das Gleichgewicht-schaffen, mit seinem Ich ausgleichend „Dazwischen-Stehen". Das verbirgt sich in dem Wort Interesse, einem Dazwischen-sein (lat. Inter esse). Da müssen wir seelisch *Gleichmut* entwickeln, ein treffender Begriff: mutig das Gleichgewicht suchen, es immer neu herstellen. Denn im Leben ist Gleichgewicht nie statisch, es ist immer dynamisch, will immer neu erzeugt werden.

* * *

So können wir mit Blick auf eine gesunde Nierentätigkeit vielfältig Übende sein, sie fördern und pflegen. Und natürlich entsteht spontan die Frage: wie und wann sollen wir das denn alles tun? Es gibt doch schließlich noch weitere Organe, für die wir Vergleichbares tun müssten – und außerdem unser Arbeitsleben, Familie und anderes im Alltag. Mit dieser Frage stoßen wir auf die Lebenskunst, die Kreativität, das eigene Leben zu gestalten. Auf die weisheitsvolle Wirklichkeit „Weniger ist mehr", auf Goethes Erlösungsgedanken für Faust „Wer immer strebend sich bemüht". Und einmal mehr das rechte Maß, das immer ganz individuell ist. Und wir haben ja viel Zeit, viel mehr als wir meinen, als einen die vielen, oft seichten Ablenkungsstrategien glauben machen möchten. Von den 1440 Minuten eines Tages nur 15 bis 30 Minuten für den Übenden in uns einzuplanen, ist doch wohl keine unbotmäßige Anforderung?

Und man kann – schließlich – auch Helfer heranziehen. Die Natur ist mit uns zusammen entstanden, uns verwandt. Vieles existiert in ihr, was uns Menschen gleicht, kann Stellvertreter werden oder sein, wo wir selbst etwas nicht schaffen können. Das gilt besonders für die Pflanzenwelt, weshalb auch Paracelsus zu der Erkenntnis kam: „Für jede Krankheit ist ein Kraut gewachsen". Doch geht es hier nicht um Krankheit, sondern um eine vorbeugende Erhaltung der Gesundheit. Da wächst wirklich ein Kraut, welches wie ein pflanzliches Abbild der Nierentätigkeit ist: der Schachtelhalm. Mit ihm wollen wir uns deshalb bekanntmachen.

Ackerschachtelhalm – Equisetum arvense

Was Artischocken und Mariendistel für die Leber oder der Weißdorn für das Herz sind, ist der Ackerschachtelhalm für die Niere. Er stammt aus einer Urvergangenheit unserer Erde, als diese noch nicht so fest war wie heute, wo Wasser und Luft sich mischten und eine Nebelatmosphäre bildeten (mythologisch: Nifelheim). Als die drei Naturreiche noch nicht so scharf getrennt waren, da bildete der Schachtelhalm baumartige Gewächse, und ganze Wälder davon überzogen die damalige Erde. Auch der menschliche Leib war noch nicht so fest geworden, wässrig-beweglicher, seine Atmung war mehr der ähnlich, die wir heute noch bei den Fischen finden. Der Schachtelhalm hatte die Aufgabe, Kräfte des umgebenden Kosmos in sich aufzunehmen und zur Erde zu leiten. Deshalb bildete er fast nur Stängel, kaum Blatt, schuf eine aufrecht-vertikale Verbindung zwischen Himmel und Erde. Er verband Substanzen in sich, die gegensätzlicher kaum sein können: den Kiesel und den Schwefel. Auch der Kiesel war noch nicht fest kristallin, in einer weichen Form wie es heute als ein Nachklang

Kieselgur ist. Kiesel (Quarz) repräsentiert die Sinnesfähigkeit, sowohl der Erde als auch im Menschen. In langer Entwicklung hat dieser zwölf Sinne in seinem Empfindungsleib gebildet. Kiesel als Weltenkraft hat dem Ich bei dieser Bildung helfend zur Seite gestanden. Dieses heute sehr fest gewordene Mineral ist durchsichtig geblieben, steht empfindungsmäßig für Klar- oder Reinheit. Was erahnen lässt, wie ähnlich oder verwandt es mit der menschlichen Niere ist.

Ganz polar der Schwefel: Antreiber des Stoffwechsels, Dämpfer des wachen Bewusstseins, von unangenehmem Geruch, den das Mittelalter mit dem Teufel verband. Im Schachtelhalm verbindet der Schwefel sich mit Zuckern und Alkalien, bildet „seifenartige" Stoffe, *Saponine*, für die charakteristisch ist, dass sie schäumen, d. h. Luft- und Wassergemische bilden!

Ungewöhnlich ist auch für die kiesel- und schwefelhaltige, mineralisch-fest erscheinende Pflanze, dass sie bis in ihre Wurzeln hinein von ganz feinen Luftkanälchen durchzogen wird, und – so dürfen wir mit Blick auf den für eine Pflanze ungewöhnlich hohen Kieselgehalt von sechs Prozent der Trockensubstanz sagen – außer der Luft auch ganz sicher von Licht durchzogen ist. Wenn wir das über die Niere Gesagte dazu stellen, kann verständlich werden, dass Rudolf Steiner Ärzten gegenüber aussprach, dass der Ackerschachtelhalm die Nierentätigkeit abbilde. Können wir nicht auch denken „vorbilde", dass der Schachtelhalm in seiner urzeitlichen Entstehung eine Art Vorbild der Niere war? Die dann einen entscheidenden Bildungsschritt weiter vollzog, um ein Ich, das Menschen-Ich in sich wirksam werden zu lassen.

So ist der Ackerschachtelhalm, Equisetum, ein wunderbares Arznei- oder Heilmittel für die kranke Niere. Aber auch ein Helfer, wenn die gesunde Niere überfordert, „atemlos" geworden ist, wenn wir ihrem Erkranken vorbeugen wollen. Und schließlich auch geeignet, Pflegender zu sein, die Niere zu entlasten, sie – im Bilde – auch einmal Ferien machen zu lassen, zumindest einige freie Tage lang!

Die klassische Naturheilkunde (Pytotherapie) kennt nicht ein so umfassendes Arzneimittelbild von dem Ackerschachtelhalm. Ihr fehlt das Menschenbild, welches die Anthroposophie uns gibt. Sie sieht schon die Verbindung zur Niere, doch fehlt ihr die Kenntnis der harntreibenden Wirkung. Rudolf Fritz Weiss (1895–1991), der Nestor der deutschen Phytotherapie, beschreibt nur eine fördernde Wirkung auf die Bindegewebsbildung, was im Zusammenhang mit dem Kieselgehalt auch richtig ist.

Ackerschachtelhalm hat verschiedene Wirkungen auf die Nierentätigkeit: Er steigert ihre Empfindungsfähigkeit und fördert somit die innige Verbindung von Leib und Seele („Astralleib"); er fördert die Lichtbildung und damit die Aufbauseite der Niere, die Erfrischung der in den Organismus zurückgestrahlten Lebenskräfte („Lichtäther"), er befreit die mit der Niere verbundene Ich-Tätigkeit, wenn diese zu fest an das Organ gebunden ist, nicht mehr recht atmen kann, organisch erstickt; ja er kann, wie ich schon angedeutet habe, die gesamte Nierentätigkeit für eine gewisse Zeit so übernehmen, dass dem Organ eine Erholung gewährt wird. Ist es nicht staunenswert, was diese „uralte" Pflanze so alles für den Menschen leisten kann?

Die ideale Verordnungsform wäre der Tee, der jedoch nicht so einfach herzustellen ist, wie wir es von den Kräutern kennen, die mehr Blatt als Stängel sind. Vor allem der so wesentliche Kiesel will keineswegs einfach oder schnell in das Teewasser übergehen. Um das zu erreichen, muss der Schachtelhalm als frische oder auch getrocknete Form („Droge") kalt angesetzt werden, z. B. zwei bis drei Esslöffel auf einen Liter Wasser, dann aufgekocht und einige Stunden am Köcheln gehalten werden, ideal für vier bis fünf Stunden. Erst dann kann man ihn abseihen (durch ein Sieb geben) und anwenden: entweder als Tee trinken, zwei bis drei Mal einen Becher am Tag; oder als feucht-warmer Wickel (etwa 38 bis 40 Grad Celsius) am Rücken über der Nierengegend für etwa 30 Minuten, einmal am Tag aufgelegt. Unterzieht man sich dieser Mühen, wird die Niere es einem danken, man hat sich ihr ja durch das ganze Tun zugewandt, ihr von der eigenen Zeit abgegeben.

Doch nicht immer besteht die Möglichkeit dieser aufwändigen Zubereitung. Und da ist es gut, dass auch spezialisierte Arzneimittel der Anthroposophischen Medizin entwickelt wurden. In reiner Form gibt es den Ackerschachtelhalm nur als ein Öl zur äußeren Anwendung: *Equisetum arvense H 10% Oleum*. Die Kieselwirkung intensiviert das Präparat *Equisetum arvense Silicea cultum D2 oder Rh D3*; die Schwefelwirkung wird betont durch *Equisetum arvense cum Sulfure tostum*, wo der Schwefel einem Röstungsprozess unterzogen, der Wärmeprozess in ihm dadurch gesteigert wurde (alle Arzneimittel hergestellt durch die Weleda AG). Für die präventive Eigenanwendung empfiehlt sich *Equisetum Silicea cultum D2* oder (nichtalkoholisch) *Rh D3*: ein- bis zweimal im Jahr für vier Wochen morgens und abends zehn Tropfen in etwas Wasser.

In reiner Form bekommt man Equisetum arvense in homöopathischer Herstellung in verschiedensten Potenzen als Tropfen, Globuli oder Tabletten z. B. durch die Deutsche Homöopathie-Union (DHU). Hierbei sollte eine Einnahme immer mit einem homöopathisch versierten Arzt oder Heilpraktiker abgestimmt werden, weil die gewählte Potenz zum Beispiel auf die Konstitution abgestimmt wird.

Welche Arzneiform man auch wählt: als periodische Unterstützung ihrer Tätigkeit wird es die Niere immer begrüßen.

Schädigende Einflüsse vermeiden: die Kontemplation

Durch die Beschreibung zur Pflege einer gesunden Nierentätigkeit konnte schon deutlich werden, was ihr auch schaden kann, was ihre Tätigkeit und Funktion behindert: Zu wenig Flüssigkeitsaufnahme am Tag, falsche Art der

Getränke, Kältung der Nieren durch ungenügende Bekleidung. Oder innerer Lichtmangel und eine gestörte Ausatmung, ein zu großes Angespanntsein, Getriebensein, wie es unsere Welt vermittelt: immer mehr, schneller, größer! Es sind nicht nur äußere Anlässe, die der Niere schaden, es sind vor allem innere. Darauf wollen wir hier noch blicken.

„Es geht einem etwas an die Nieren", sagt der Volksmund und meint damit seelische Erlebnisse vielfältiger Art. Oft sind es Kümmernisse, Sorgen, tiefgreifende Verluste, zum Beispiel der Tod eines nahestehenden Menschen. Wofür die Schöpfung als Ausgleich das Weinen schuf. Oder das Lachen, um eine Situation der Bedrängnis, des Stockens zum Beispiel in einer sprachlichen Verständigung, wieder in Fluss zu bringen. Beides ermöglicht ein seelisches Ausatmen, was sich auch im Seufzen äußern kann. Pessimismus oder Skepsis lähmen uns seelisch, verdunkeln uns. Alles was wir heute Stress nennen, vermehrt die Kräfte der Finsternis in uns, macht uns schwer. Das Licht der Seele erlischt, aus ihr strahlt Finsternis. Wir nennen diesen Zustand Depression. Wir sind niedergedrückt, der Dunkelheit und Schwere unterworfen, schwermütig.

Immer weisen uns die verschiedenen Phänomene auf Tonus und Licht, zwei so entscheidende Fähigkeiten einer gesunden Niere. Und es kann deutlich werden, was wir dem entgegenstellen können: entweder, wenn wir solche Symptome schon anfänglich an uns bemerken, oder um sie gar nicht erst in uns zu ermöglichen, also wirklich vorbeugen oder präventiv zu handeln.

Eine ganz das Wesen der Niere erfassende Helferin gegenüber allen einengenden Einflüsse ist die Kontemplation. Ein altes Wort, das möglicherweise entstand, als der Mensch in den Tempel ging, in christlichen Zeiten dann in die Kirche, um dort Stille zu suchen, Andacht zu üben, Frommsein und Ergebenheit. Man beugte vielleicht die Knie und versank im Gebet um dann getröstet und erlöst wieder den Alltag mit all seinen Forderungen zu betreten. In unserer Zeit einer immer ausgeprägteren Individualisation können wir entdecken, dass unser „Tempel" oder unsere „Kirche" der Leib und die ihm innewohnende Seele werden können. Das heißt dann *Einkehr* halten, dabei die wahre Präsenz aufrechterhalten, sich stark konzentrieren, um dann in die innere Stille zu schreiten und dort zu verweilen. Aus der so gewonnenen Ruhe bildet sich das Gebet, frei aus dem Ich gestaltet oder auch aus vorgeprägten Gedanken wie das *Vaterunser* als christliches Urgebet. Oder es bildet sich die Form der Meditation, die auch vorgeformt sein kann, oder auch einen ganz freien Inhalt schafft. Wieder taucht in dem vom Terminkalender bestimmten Menschen die Frage auf, woher er die dafür nötige Zeit nehmen soll? Und wieder lautet die Antwort: aus den 1440 Minuten, die jeder Tag einem schenkt, und wo ein- oder zweimal fünf bis zehn Minuten abzuzweigen immer möglich ist, wenn man es wirklich will!

Die Kraft des Ahnens

Eine Seelenkraft verbindet sich sehr intensiv mit der Niere, die in unserer von Wissenschaft und Verstand (Ratio) beherrschten Welt fast keine Bedeutung mehr zu haben scheint: das Ahnen oder die Ahnung. Ahnen wir etwas, so denkt man heute, uns fehle die exakte Einsicht, das wirkliche Wissen. Denn Ahnen ist doch ungenau, unexakt. Auf der anderen Seite sagen wir aber auch „Der hat doch keine Ahnung". Und meinen damit fehlendes Wissen. Hat Ahnung also doch auch mit Wissen zu tun? Was ist es für eine Kraft in unserer Seele, die uns ahnen lässt?

Rudolf Steiner hat zwei Wege zur höheren, über das sinnliche Erfassen von Welt (Natur) und Mensch hinausgehenden Erkenntnis beschrieben. Den Sinnesschleier der heutigen Naturerkenntnis durchstoßen wir mit den drei Stufen von Imagination, Inspiration und Intuition, mit der wir im geistig-schöpferisch Tätigen der geschaffenen Welt aufgehen („Geist in Geist"). Auf diesem Weg gewinnen wir eine spirituelle Naturwissenschaft. Dieser Übungsweg nimmt seinen Ursprung vom Denken, das sich zuvor von allen dinglich-sinnesgeprägten Inhalten frei macht, von einem „reinen" Denken also.

Der zweite Übungsweg beschreitet die drei Stufen des ahnenden Erlebens (Ahnung), der prophetischen Vision und der anschauenden Offenbarung (Apokalypse). In ihm schreiten wir erkennend zur Wirklichkeit des Menschseins, zum „Ecce homo", das Pontius Pilatus *ahnend* im Anblick des Jesus Christus sprach. Wir schaffen eine spirituelle Anthropologie. Dieser Übungsweg entspringt unserem Wollen. Es war in der Vergangenheit der Weg der Mystiker, der Versenkung. Heute müssen wir ihn mit wachstem Bewusstsein beschreiten, einem bewusst und frei gehandhabten Willen, im vergleichbaren Sinne einem „reinen“ Willen. Wir können ihn auch mit den Worten Steiners in seiner Übersetzung der Weihnachtsbotschaft der Engel an die Hirten einen „guten“ Willen nennen.

In Bildern bleibend kann der erste Weg von Imagination, Inspiration und Intuition der Weg der drei Könige oder Weisen aus dem Morgenland genannt werden; der zweite von Ahnen, prophetischer Vision und Offenbarung im Schauen der der Hirten. Die erste Stufe ist das Ahnen, das sich als Seelenkraft mit der Organisation der Niere verbindet. Diese kann so auch als Organ der Mystik bezeichnet werden, einer mystischen Erfassung des Menschen in allerdings hellwachen, ganz und gar präsenten Bewusstsein. Nach eigener Erfahrung ist dieser Willensweg der aller therapeutischen Berufe, ein Heilwille. In dem *Anthroposophischen Seelenkalender* und seine 52 Spruchworten hat Rudolf Steiner einen Begleiter für diesen zweiten Weg geschaffen, der wirklich ein Lebensbegleiter sein oder werden kann. Schon im Spruch der siebten österlichen Woche, die auf Pfingsten zuführt, heißt es:

Mein Selbst, es drohet zu entfliehen,
Vom Weltenlichte mächtig angezogen.
Nun trete du mein Ahnen
In deine Rechte kräftig ein,
Ersetze mir des Denkens Macht,
Das in der Sinne Schein
Sich selbst verlieren will.

Es kann hier – wo es um das Verständnis der Niere, ihres Wesens geht – nicht um eine umfassende Deutung des Willensweges zur Geisterkenntnis gehen. Es geht um das in der Seele lebende Ahnen, einer Geistes- oder Ichkraft, für welche die Niere die leibliche Voraussetzung schafft. Das hebt sie weit über ein bloßes Ausscheidungsorgan hinauf. Was uns auf eine auszubildende Fähigkeit hinweist, mit welcher wir dem Rätsel „Mensch" und seiner Lösung näher kommen können. Das Ahnen tritt in „seine Rechte kräftig ein" und ersetzt des Denkens Macht, in der sich das Ich in unserer Zeit einer Bewusstseinsseelen-Entwicklung aufhält. Ahnen führt uns in die Zukunft. Nachdenkenswert, dass Denken mit der Macht verbunden ist, dass es sich ohne Ergreifen des Ahnens im Sinnenschein verlieren kann, ja will! Wie gesagt, den großen Zusammenhang lassen wir hier offen, es geht nur um das Ahnen und sein Ergreifen. Alle von uns nicht genutzten, veranlagten Kräfte schwinden allmählich, wenn wir sie nicht gebrauchen. Was für das Ahnen bedeutet, dass wir als Ich unsere Zukunftsfähigkeit verlieren, Stehenbleiben. Zugleich physisch der Niere zu schaden, weil nicht genutzte Kräfte auch von Wesen vereinnahmt werden können, die dann Gegensätzliches mit ihnen in uns anstellen. So heißt es auch im Spruch der 16. Woche konsequent:

Zu bergen Geistgeschenk im Innern,
Gebietet strenge mir mein Ahnen,
Dass reifend Gottesgaben,
In Seelengründen fruchtend,
Der Selbstheit Früchte bringen.

Hier wird deutlich: Im Ahnen offenbart sich ein Wesen, das auch streng sein kann, das gebietet, „mit dem Pfunde zu wuchern“, das uns die Gottheit als Talent oder Fähigkeit geschenkt hat. Das Ahnen hat auch mit der Ich- oder Selbstentwicklung zu tun. Im tiefsten Verständnis ist Ahnen die Kraft in unserer Seele, durch welche der uns immer begleitende, seit Urzeittagen zugeordnete Engel mit uns kommuniziert, die Kraft also, die sich mit unserem Gewissen verbindet.

So können wir entdecken, dass alle Pflege, alle Förderung der Nierentätigkeit, alles Fernhalten dessen, was ihr schaden könnte, nicht nur ihr dient, sondern uns als ganzem Menschen; dass die zuvor geschilderte Kontemplation den Boden bereitet, das Ahnen in uns wirksam werden zu lassen; dass wir uns damit zukunftsfähig erhalten, wir unser Selbst nicht entfliehen lassen, bei uns bleiben, in dem „Ich-bin" unserer Existenz. Ja, wir entdecken dass wir uns im Steigern des Ahnens zur Vision und Offenbarung mit der eigenen und der Zukunft der Welt verbinden und beide mitgestalten können.

Wie wesentlich, ja fast entscheidend ist es dann, die Nieren gesund und tüchtig zu erhalten. Weshalb der abschließende Blick in diesem Büchlein auf ihr Erkranken sowie auf rationale Therapien zu ihrer Heilung gerichtet wird.

4. Krankheiten der Niere

Die nur auf alle Außenseiten gerichtete moderne Medizin spricht von Nierenkrankheiten, wenn die beiden Nierenorgane erkrankt sind. Wir haben gesehen, wie die gesunde „Niere“ eine Gesamt-Organisation von diesen Nieren im engeren Sinn zusammen mit den Nebennieren und der Harnblase darstellt. Und wie – auf ihre Funktionen oder Tätigkeiten geschaut – sich diese in dem ganzen Organismus auswirkt. Wie bei Lunge, Herz oder Leber finden wir auch bei der Niere Krankheiten, die sich physisch an einem der Organe ausbilden, aber auch solche, die durch die gestörte Funktion oder Empfindung krankhafte Veränderungen hervorrufen, die an ganz anderer Stelle im Organismus bemerkbar werden. Die Grundeigenschaft des Tonus, die organische Empfindungswelt, sowie die originäre Lichtbildung sind Nierentätigkeiten, die im Gesamtorganismus wirksam sind, weshalb ihr Gestörtsein sich auch im ganzen Organismus zeigt. Doch wenden wir uns zunächst den Krankheiten der Nieren im engeren Sinne zu.

Nephritis, Pyelonephritis, Cystitis

Die Entzündungskrankheiten der Nierenorgane, der ableitenden Harnwege (*Pyelon*) und der Harnblase sind ursächlich Kältungskrankheiten. Dem Erkalten, welches Erstarren und Verfestigen bedeutet, setzen die Selbstheilungstätigkeiten eine erwärmende, wieder in Bewegung bringende, ja wir können sagen gesundende Entzündung entgegen. Diese und nicht die Ursache zu bekämpfen führt dazu, dass die Entzündungsvorgänge immer neu ansetzen, um die angestrebte Heilung gegen alle Widerstände zu erringen. Deshalb gelten alle Entzündungskrankheiten der Niere als in hohem Maße „rezidivierend“, das heißt, sie treten immer wieder auf. Das lässt sich bei Harnblasenentzündungen (*Cystitis*) besonders deutlich beobachten. Die dabei nachweisbaren „Erreger“, überwiegend Bakterien, aber auch Viren, sind eben *nicht* die Ursache. Sie sind Nutznießer des gestörten, „gekälteten“ Milieus, können sich dort ansiedeln, was ihnen von einer gesunden, gut durchwärmten Harnblase verweigert wird. Nach der Entdeckung der Bakterien und dem Postulat, sie als Krankheitsverursacher zu deuten, hielt der bekannte Hygieniker Max von Pettenkofer dieser Anschauung entgegen: „Der Erreger ist nichts, das Milieu ist alles“!

Die chronische Kältung der Nieren darf auch nicht nur physisch, im Verbund mit einer messbaren Körpertemperatur verstanden werden , sondern in allen Ebenen des Menschseins: In der Lebens- und der Seelenwärme ebenso wie im Geistesfeuer unseres Ich. Entsprechend muss eine die Wurzel erfassende, „rationale“, oder kausale Therapie von der Gegenkraft einer Kältung bestimmt sein, von der Wärmung. Die Entzündungsvorgänge dürfen nicht unterdrückt oder vertrieben, sondern sollen in ihrem Wärmewirken vor Ort unterstützt werden. Das ist für eine Evidenz-basierte Medizin undenkbare Vorstellung; Entzündung wird grundsätzlich als Feind, nicht als Helfer gesehen. Sie kennt auch keine entzündungsfördernden Medikamente, weil sie die eigentlichen Ursachen ignoriert.

In der Natur finden wir aber solche der Entzündung helfenden Wesen: In Mineral, Pflanze und Tier. Diese Naturreiche bieten eine Fülle therapiestützender Möglichkeiten, die die traditionelle Medizin noch bis in das 19. Jahrhundert anwendete. Heute vertreten vor allem drei im Arzneimittelgesetz als besondere Therapierichtungen deklarierte Medizinsysteme dieses alte Wissen, oft ganz neu und mit den wissenschaftlichen Methoden des 20. und 21. Jahrhunderts bewertet: die Pflanzenheilkunde (Phytotherapie), die klassische Homöopathie, und die Anthroposophische Medizin.

Vor aller Arzneimittelverordnung muss jedoch in den Blick genommen werden, was der Erkrankte selber zu seiner Gesundung tun kann, auch welche äußeren Anwendungen der Pflegetherapien hilfreich sind. Wieder ist hier nicht der Platz, lehrbuchmäßig detaillierte Aufstellungen aller therapeutischen Möglichkeiten aufzuführen. Hinzu kommt auch die Tatsache, dass wirklich jede Therapie ganz individuell für den besonderen Erkrankten konzipiert werden muss, auch wenn es typische Konzepte für typische Krankheiten gibt. Es werden ja nicht lokal festzustellende Symptome behandelt, sondern ein Kranksein, das den ganzen Menschen betrifft.

Deshalb zum Grundverständnis nur so viel: das Ziel aller Therapie dieser Kältungskrankheiten der Niere ist ihre Durchwärmung, solange von außen und innen angeregt, bis die eigene

Wärmung wieder funktioniert. Zwei der hierfür bewährten Maßnahmen seien kurz beschrieben: Die äußere Anwendung durch Wickel oder Einreibung; die innere Gabe pflanzlicher Senföle. Die stärkste Kraft des Durchwärmens finden wir im Kupfer. Dieses kann direkt in Salbenzubereitungen (sehr sparsam aufgetragen!) über der Niere vom Rücken aus eingerieben werden, wobei seine Wirksamkeit durch eine besondere Form rhythmischer Bewegungen und Formen nach der Methode Wegman/Hauschka intensiviert wird. Das erfordert dann den dafür qualifizierten Pflegetherapeuten oder Arzt.

Kupferwirksamkeit findet sich aber auch in Pflanzen, auch wenn sich in ihnen das Metall physikalisch-chemisch nicht nachweisen lässt. Solche Kupferpflanzen sind zum Beispiel Lavendel, Melisse oder der Ölbaum mit seinen Olivenfrüchten. Für die Niere am spezifischsten wirksam ist Lavendel, dessen ätherisches Öl einen ganz besonderen Duft verströmt. Lavendel wärmt, fördert aber auch das Einschlafen, und, was auch auf eine Nierenfunktion verweist, die Ausatmung. Denn Einschlafen ist ein besonders intensives Ausatmen von Seele und Geist. Lavendelwickel oder -einreibungen sind also eine weitere Therapieoption für die Kältungskrankheiten der Niere. Eine besondere Intensität vermittelt auch das Lavendelfußbad, das möglichst abends vor dem Schlafengehen angewendet werden sollte, um auch die schlaffördernde Wirkung zu nutzen.

Die Wärmebildung in der Niere selbst regen pflanzliche Stoffe an, die Senföle genannt werden. Typische Arzneipflanzenextrakte stammen aus Kapuzinerkressenkraut und der Meerrettichwurzel (als Fertigarzneimittel kombiniert in *Angocin*®). Eine große in sich wärmebildende Pflanze mit starker Beziehung zur Niere ist auch der Wachholder. Seine Früchte, die Wachholderbeeren, sind ebenfalls ein altes und bewährtes Heilmittel für die hier angesprochenen Nierenerkrankungen. Und ebenfalls stark die Nierenwärme anregend kann schließlich noch die Ingwerwurzel genannt werden, die als feuchtwarmer Wickel in der Anthroposophischen Medizin Anwendung findet.

Immer muss jedoch der Erkrankte selber heiltätig werden. Die Ur-Frage aller Heilung lautet durch Christus: „Willst du gesund werden?" Eben nicht: soll ich dich gesund machen! Das Wärmen der Niere als Gesamtorganisation durch leibliches, seelisches und geistiges Tun ist Aufgabe des Erkrankten. Anregungen dazu finden sich in diesen Darstellungen, besonders im Kapitel zu einer gesunderhaltenden Pflege.

Stein- und Geschwulstbildung

Eine Besonderheit der Niere ist die Fähigkeit zur Steinbildung. Typisch sind die Oxalsäuresteine, aber auch andere Mineralien können in den Nieren zur **Steinbildung** führen. Fast immer ist der Kalk (Calcium) daran beteiligt. Ihr Entstehungsort ist vor allem das kelchförmige Nierenbecken, in welchem der zur Ausscheidung bestimmte Sekundärharn gesammelt und dann rhythmisch bewegt über die Harnleiter in die Harnblase gesaugt wird. Auch in ihr kann es zur Steinbildung kommen. Bemerkbar machen sich solche Nierenbeckensteine, wenn sie auf Wanderschaft gehen. Dann kommt es zu äußerst schmerzhaften Koliken, die am häufigsten von den Harnleitern ausgehen. Interessanterweise ist die Ursache der Steinbildung in den Nieren (*Nephrolithiasis*) wissenschaftlich nicht geklärt, am ehesten wird ein Zusammenhang mit der Ernährung gesehen, speziell mit fettreicher und viel Eiweiß (Fleisch) enthaltender Kost. Alle im Blut gelösten Mineralien fördern nur dann die Gesundheit, wenn sie vom Leben ergriffen werden, in der Sprache der Anthroposophie: von den ätherischen Kräften, hier nun vor allem von Licht- und Klang- oder Chemischem Äther. Steinbildung in den Nieren oder der Harnblase verweist daher auf gestörte Lebensprozesse in diesen Organen, überwiegend durch Mangel, aber auch durch Ablenkung auf andere Orte und Tätigkeiten. Eine zu geringe Trinkmenge mag auch eine Rolle spielen, doch hauptverantwortlich sind die gestörten Lebensprozesse. Wie es dazu kommt, muss individuell geklärt werden. Entsprechend ist auch die Therapie eine ganz individuelle. Lebenskräfte unmittelbar zu stimulieren, ist keine einfache Aufgabe, eher die hohe Kunst der Therapie. Weshalb auch früher von Heilkunst gesprochen wurde.

Die **Geschwulstbildung** meint nicht primär die Krebsbildung in einem Organ, sondern ein ohne klare Grenzen wucherndes Gewebe. Die Schulmedizin spricht von gutartigen Geschwülsten, wobei man sich fragen kann, ob ein das Hirngewebe verdrängendes *Meningiom*, eine von den Hirnhäuten ausgehende Wucherung, oder ein den Gallengang verschließender Polyp wirklich als *gutartig* bezeichnet werden kann? Die typischen „gutartigen“ Geschwülste der Niere sind die Zystenbildung in den Nieren selbst oder die Schleimhautwucherungen in der Blase, die vereinfacht als *Polypen*, richtiger als *Adenome* bezeichnet werden. Letztere sind Ausdruck wuchernden Lebens, dem keine Grenzen ihres Wachstums gesetzt werden. Das wäre eine wichtige Aufgabe der Ich-Tätigkeit, die dafür als ständigen Helfer die Kieselsäure (Quarz) hat, die in sich organisiert den ganzen Organismus durchwirkt (sog. Kieselsäureorganismus). Diese grenzbildende Ich-Tätigkeit ist von großer Bedeutung für ein gesundes Menschsein, leiblich wie seelisch. Leben an sich ist grenzenlos, liebt die Fülle, den Überfluss. Man bedenke nur beispielhaft den Überfluss in der Natur in der Laichbildung von Fischen oder Amphibien, die Samenbildung der Pflanzen. Längst nicht aus jedem Samen entsteht eine neue Pflanze, ein neuer Baum, aus jedem Fisch-Ei ein neuer Fisch. Doch hat der Überfluss in der Natur einen Sinn, er wird zum Beispiel Nahrung für Tiere oder auch den Menschen, ja auch für die unsichtbaren Wesen, die wir Naturgeister oder Elementarwesen nennen.

Schleimhautwucherungen in der Harnblase (und natürlich auch an anderen Orten) bedeuten immer eine mangelnde Grenzbildung durch das Ich. Diese muss wieder gestärkt und geordnet werden, vielleicht von einem anderen Ort im Organismus, wo sie zu viel tut, weggeholt werden. Auch das gilt wieder nicht nur für den Leib, sondern auch für die Seele.

Bei **der Bildung von Zysten**, die ja überwiegend flüssigkeitsgefüllte Hohlräume sind, umgeben von starken bindegewebigen Kapseln, ist das Wuchern verbunden mit Degeneration, also mit einem Mangel an Leben. Ich hatte geschildert, dass die Niere für sich selbst wenig an die Lebensvorgänge anschliessen, im Gegensatz zur Leber keine starke Regeneration hat, obwohl sie doch geradezu Quellort des immer wieder erneuerten oder eben „erfrischten" Lebens ist. Nierenzysten sind also ein Hinweis auf ein Überwiegen abbauender, sklerosierender Kräfte. Sie selber beeinträchtigen die Gesundheit nicht, die Funktion der Nieren nur bei sehr hoher Anzahl. Sie sind aber ein wichtiger Hinweis auf eine gestörte Gesundheit, ein Überwiegen abbauender gegenüber aufbauenden Kräften.

Nierenkrebs tritt vorwiegend im höheren Erwachsenenalter, nach dem 50. Lebensjahr auf und betrifft vor allem das männliche Geschlecht, was nicht heißt, dass nicht auch Frauen daran erkranken können. Ja, es gibt auch eine Sonderform, die im Kindesalter auftritt. Die Krebsbildung verläuft meist lange Zeit ganz stumm und macht sich erst durch eine Metastasenbildung in den Lungen, der Leber oder im Skelett bemerkbar, oder durch massive Blutabsonderungen mit dem Harn. Dann ist aber schon ein Spätstadium erreicht und die Prognose mit Blick auf eine Heilung eher schlecht.

Tuberkulose

Noch Anfang des 20. Jahrhunderts war die Tuberkulose eine sehr häufige Erkrankung in Europa, auch eine häufige Todesursache. Zu dieser Zeit war dagegen die Krebskrankheit viel seltener. Den Lungenkrebs zum Beispiel kannte man kaum, in den Universitätskliniken wurden die jüngeren Ärzte und Medizinstudenten zusammengerufen, wenn bei einem Patienten Lungen- oder Bronchialkrebs diagnostiziert worden war. Heute ist die Tuberkulose weltweit durchaus noch existent, aber in ihrer Bedeutung gegenüber der Krebskrankheit weit zurückgefallen.

Hier soll sie kurz angesprochen werden, weil sie besonders für die Nebennieren ein Krankheitsbild schuf, das seinerzeit sehr eindrücklich war: Die *Addisson*-Krankheit, eine Zerstörung der Nebennierenrinde mit ihrer so lebenswichtigen Hormonproduktion. Das Hauptsymptom ist eine absolute körperliche Schwäche, *Adynamie* genannt. Die geringste Anstrengung überfordert schon, oft sind die Menschen vollständig bettlägerig. Der Blutdruck ist sehr niedrig, ebenso der Gehalt an Blutzucker und alle im Blut messbaren Salze, vor allem Natrium- und Kalium. Es bildet sich eine dunkelfarbige Pigmentierung von Haut und Schleimhäuten, weshalb man auch von einer Bronzekrankheit sprach. Die Krankheit war kaum zu behandeln und die Menschen starben an ihr oft in noch jungen Jahren. Heute lassen sich die fehlenden Hormone durch Synthese derselben gut substituieren, doch ist die Addison-Krankheit sehr selten geworden.

Bei der Tuberkulose treten ganz bestimmte Bakterien auf, die zur Familie der *Myko*bakterien gehören, aus der auch die mit dem Aussatz (Lepra) verbundenen Bakterien stammen. Es sind kleine sichelförmige Stäbchen, die eine besondere Eigenart haben: im Sonnenlicht verlieren sie ihre Kraft und sterben. Man kann sie imaginativ ein „lichtscheues Gesindel" nennen. Sie sind im herkömmlich wissenschaftlichen

Verständnis die Verursacher der Tuberkulose, in Wirklichkeit finden sie dort ihren Lebensraum, wenn statt Licht Finsternis vorherrscht. Die eigentliche Ursache ist also Lichtmangel, Mangel an Lichtäther. Ich habe beschrieben, wie zentral die Niere originärer Lichtbildner ist, indem sie Menschenlicht bildet. Und wie stark diesem polar die Finsternis gegenübersteht, Licht und Finsternis. Oder mit Meditationsworten von Rudolf Steiner „Leuchtekraft" und „Schweremacht".

Bei der Addison-Krankheit dominiert die Schweremacht, Leib und Seele werden von der Schwere ergriffen, alle Kraft aus dem Licht (Leuchtekraft) schwindet, Adynamie stellt sich ein, Antriebslosigkeit, dazu in der Seele Verzweiflung oder Hoffnungslosigkeit. Auch wenn diese dramatische Ausprägung von der Addison-Krankheit nur noch selten vorkommt, tritt die Frage auf: Sind die heute zunehmenden Erkrankungen eines Fatigue- oder Müdigkeitssyndroms oder eines Burnout Äquivalente der Nebennierenunterfunktion, nicht auf der leiblich-physischen Ebene, sondern der ätherisch-lebendigen?

Das ist in jedem Fall eine Fragestellung, die über die Therapie eine Antwort sucht. Als

Hypothese gefragt: Sollten diese Ermüdungserkrankungen, der damit verbundene Verlust des Antriebs, über eine Stärkung des Lichtbildens in der Niere, speziell mit Blick auf die Nebennieren, nicht rational, das heißt ursächlich behandelt werden? Ansätze dazu gibt es, vor allem in der Anthroposophischen Medizin, doch fehlt oft noch der klare Blick auf das ursächliche Geschehen. Ist es wiederum in unseren Zeiten nicht naheliegend, dass im Vorherrschen der Finsterniskräfte eine eigene andauernde Lichtbildung erschwert ist?

Ein ganz besonderer Lichtträger, wie es schon sein Name sagt, ist *Phosphorus*, der Phosphor. Ihn in potenzierter Form oder durch phosphorige Pflanzen wie das Johanneskraut (*Hypericum perforatum*) in der Niere wirksam zu machen, regt dort deren Lichtbildung neu an, kann sie auch vorübergehend ersetzen (substituieren). Auch Meteoreisen ist ein vom Kosmos stammender Lichtbringer. Für die Wirksamkeit ist es immer entscheidend, dass die Natursubstanz zu einer heilenden Arznei zubereitet wird, was die Aufgabe des Pharmazeuten oder Apothekers ist: eine menschenorientierte Tätigkeit, die etwas Heiliges erfordert, um heilend zu werden. Rudolf Steiner brachte diese Vorgänge im pharmazeutischen Laboratorium in das Bild, dass der Pharmazeut seinen Labortisch zum Altar machen müsse.

Bei diesen geschilderten Voraussetzungen wird deutlich, dass solche Lichtmangelzustände der Niere in ihrer Behandlung den therapeutisch ausgebildeten Fachberuf erfordern und eine Selbstmedikation kaum möglich ist. Alle therapeutischen Berufe wirken dabei zusammen, nicht nur der Arzt/Ärztin oder der Heilpraktiker/Heilpraktikerin. Ihnen gleichgestellt sind die Pflege- oder künstlerischen Therapeuten, die priesterliche Seelsorge und die Ernährungsberater. Für eine solche Aufgabe muss eine therapeutische Gemeinschaft entstehen, ein Zusammenwirken, das von dem gemeinsamen Wissen geleitet wird, dass „wo zwei oder drei in meinem Namen zusammen sind, da bin ich mitten unter ihnen" (Matth. 18,20).

Lichtmangelkrankheiten, wie wir sie jetzt beispielhaft für die Tuberkulose und die Nebenniereninsuffizienz (Morbus Addison), auch deren Nachfolgekrankheiten Fatigue oder Burnout, beschrieben haben, sind vielfältiger Art. Sie ergreifen bestimmte Orte im Organismus oder durchdringen ihn ganz, prägen sich mehr leiblich oder seelisch aus. Immer ist ihnen das Element der Schwere eigen. So gehören bestimmte Formen der Depression dazu, im weitesten Umfange auch die Krebskrankheit. In dem Kontext dieser Darstellung ist entscheidend, dass in allen so unterschiedlichen Krankheitsbildern der gemeinsame organischer Ort der Lichtbildung die Niere ist, und dass eine die Ursache erfassende Therapie immer auch die Niere mit einbeziehen muss.

Tonus-Störungen

Neben der Menschenlichtbildung ist das Gestalten eines rechten Tonus die zweite große, generelle Aufgabe, die die Niere für den Organismus leistet. Tonus ist nicht leicht zu definieren. Grundeigenschaft ist die Spannung oder Gespanntheit, eng verbunden mit der Elastizität. Hauptorgan für den Tonus ist die Muskulatur und das Bindegewebe. Auch in der Seele lebt der Tonus, er ist dort die immer vorhandene Bereitschaft zum Tun. Ein gesunder Tonus ist intensiv verbunden mit dem Rhythmus, er bewegt sich um die Pole der An- und Entspannung, immer zum Ausgleich strebend, seiner eigentlichen Grundspannung. Dieses Ausgleichen, den inneren Ruhepunkt bilden, ist eine Ich-Funktion. Im Großen zeigt sich das Tonus-Geschehen im Wachen und Schlafen, im ganz Großen in Geburt und Tod, im Kleineren in der Atmung. Die Zeitkrankheit, die sich des Tonus bemächtigt hat, ist der Hochdruck der Arterien, der *arterielle Hypertonus*.

Arterieller Hypertonus

Der Bluthochdruck ist ein wohl jedem erwachsenen Menschen bekannter Begriff. Es gehört zu fast jeder ärztlichen Untersuchung, den Blutdruck zu messen. Und natürlich existieren längst zahlreiche apparative Angebote zur Selbstmessung. Man glaubt, durch Erfassen nackter Zahlen eines „oberen“ und eines „unteren“ Wertes alles zu wissen. Und weiß doch nichts von der dahinter verborgenen Wirklichkeit. Was von bestimmten „Mächtigen“ der Welt durchaus gewollt wird. Sonst würden die Menschen nicht so ahnungslos synthetische Arzneimittel einnehmen, die als Blutdrucksenker angepriesen werden. Ahnungslos ist auch die medizinische Wissenschaft, denn sie kennt die ursächlichen Hintergründe des Bluthochdrucks nicht. 90 Prozent aller diagnostizierten Hochdruckkrankheiten werden von ihr als „essentiell“ klassifiziert, was meint „Ursache unbekannt“! Die restlichen 10 Prozent beruhen auf „organischen“ Ursachen, zum Beispiel aufgrund mangelnder Blutzufuhr zu den Nieren durch eine *Arterienstenose* oder durch die Überproduktion bestimmter Hormone der Nebennieren. Die Schulmedizin weiß, dass ein ständiger Bluthochdruck viele Folgekrankheiten initiiert, zum Beispiel eine alles durchgreifende *Arteriosklerose*, den Schlaganfall, den Herzinfarkt oder schwere Durchblutungsstörungen der Beine. Deshalb auch das forcierte Bestreben der frühzeitigen Behandlung und das zahlenorientierte Festlegen einer Norm des Blutdrucks, die heute so gut wie altersunabhängig auf 120/80 (ausgedrückt in Millimeter einer genormten Quecksilbersäule) festgelegt ist.

Diese Zahlenwerte beschreiben Anspannung und Entspannung der Arterien, für das Herz *Systole* und *Diastole* genannt. Deshalb spricht man auch von systolischem und diastolischem Blutdruck. Ein einzeln gemessenes Ergebnis sagt wenig aus, weil jede seelische Erregung oder Anspannung, jede körperliche Anstrengung das Ergebnis beeinflusst. Daher sollte jeder Messung eine angemessene Ruhephase vorausgehen. Was alleine oft auch nicht reicht, weil die Seele spontan reagiert und der Mensch einfach gespannt auf das Messergebnis wartet. Und schon ist der Wert höher. Wir nannten das einen „Erwartungshochdruck“. Deshalb wurde die Langzeitmessung als 24-Stunden-Aufzeichnung eingeführt, begleitet durch ein Protokoll des Untersuchten, in dem er den Tageslauf beschreiben kann: Anstrengungen, Aufregungen, Schocks, Ruhephasen, Langeweile usw. Ganz wesentlich dabei ist die Aufzeichnung im Schlaf, weil unter gesunden Bedingungen der Blutdruck dann recht niedrig ist, manchmal unterbrochen durch höhere Werte, wenn zum Beispiel geträumt wird (sog. REM-Phasen des Schlafs). Diese nächtliche Absenkung (so der Fachbegriff) ist für alle Beurteilung ausschlaggebend. Denn solange sie nachweisbar ist, sind die erhöhten Tageswerte nicht bedrohlich; wenn auch eine Aufforderung, etwas zu ändern.

Was führt nun dazu, dass das Blut unter Druck gerät? Denn das ist ja die Wirklichkeit: Die Überspannung der Muskulatur der Arterien und deren dadurch bedingte Verengung zwingt das Blut, sich durch Druckerhöhung überhaupt noch vorwärts bewegen zu können, das Ziel der

Peripherie zu erreichen, den Übergang zu dem venösen System und seinen Rückfluss zum Herzen zu schaffen. Denn Sinn und Aufgabe des Kreislaufs ist es, ungestört die Botschaften des Herzens und solche aus den Organen auszutauschen, also Kommunikationsorgan des Organismus zu sein (siehe auch mein Büchlein *Vom Wesen des Herzens*"). Die Folgen des erhöhten Drucks im Blut sind dessen zunehmende Schwäche der Kommunikationsfähigkeit, eine Art Erblinden und Ertauben gegenüber den Botschaften, die es aufnehmen und zum Herzen tragen oder vom Herzen den Organen mitteilen soll. Auch der Begriff einer Starrsinnigkeit ist zutreffend. Weshalb Unordnung durch mangelnde Abstimmung im Organismus eintritt, was sich in den genannten Folgeerkrankungen zeigt. Bedenkt man, dass das Blut der einzige organisch-leibliche Ort ist, den das Ich unmittelbar betreten kann und durch den es sich dem Leib vermittelt, begreift man den Ernst und die Dramatik dieser Störung oder Krankheit, die so abstrakt Hochdruck oder Hypertonus heißt. Und man kann auch nachvollziehen, dass durch bloße Senkung des Blutdrucks das Problem nicht gelöst werden kann, man bestenfalls Zeit gewinnt und Schlimmeres verhütet, um Zeit für das grundlegend Therapeutische zur wirklichen Heilung zu gewinnen. Das beweist sich auch durch die wissenschaftlich belegte Tatsache, dass längerfristig nur etwa 40 Prozent der mit synthetischen Blutdrucksenkern Behandelten von der Therapie profitieren. Solche Menschen klassifiziert man als Responder, die anderen sind die Non-Responder! Aus dieser misslichen Lage wurde in einer wissenschaftlichen Publikation einmal gefordert, die Non-Responder so genetisch zu manipulieren, dass aus ihnen Responder würden! Nicht die Therapie war unzureichend, der Mensch war es.

Was aber ist nun die Wirklichkeit und die Ursache dieser so tiefgreifenden Veränderung eines staunenswerten Gleichgewichts, das sich einseitig zur Hochspannung verlagert? Der Bluthochdruck ist Ergebnis einer tiefgreifenden Ausatmungshemmung. Es wurde geschildert, wie der Impuls zur Ausatmung aus den Nieren stammt, zusammen mit der Lichtbildung und der Rückstrahlung des erfrischten Lebensstroms. Ein- und Ausatmung geschehen im ganzen Organismus, sie haben in der Lunge nur einen besonderen Aspekt, sind aber nicht auf sie begrenzt. Die tiefgreifende Ausatmungsstörung in der Lunge nennt die Medizin Bronchialasthma und erklärt das Krankheitsgeschehen als eine Verkrampfung der kleinen Luftwege (Bronchien), welche den Ausatmungsstrom behindert. So können wir den Bluthochdruck auch als ein „Nierenasthma“ verstehen. Was aber lässt die Arterienmuskulatur verkrampfen? Es ist die sich den Nieren verbindende *Seele,* die tiefer in deren Leiblichkeit dringt, sich dort fester einnistet. Und die das dem Leib zugewandte Ich, die Ich-Organisation, ebenso an sich bindet und sie hindert, den harmonischen Ausgleich von An- und Entspannung zu schaffen. Das Bild kann auch so gesehen werden: Seele und Ich heften sich an den Leib, dem die Kraft fehlt, beide wieder freizugeben. Leib und Seele bilden eine „unheilige Allianz“, und das Ich wird in diese eingebunden. Wie in der Mythologie ein gefesselter Gott.

Was ist nun wiederum der Impuls der Seele, sich so tief in das Nierengeschehen zu drängen und an diesem Ort zu verharren? Die Antworten darauf sind mehrschichtig, weil in der Seele ja Denken, Fühlen und Wollen wirken. Und weil vor allem die Empfindungsseele den Leib sucht, weil sie nur mit ihm ihre Leidenschaften, Begierden, Triebe oder Instinkte ausleben kann, vor allem auch ihre Grundkräfte der Sympathie und Antipathie.

Zwei Hauptelemente des Krankwerdens sollen hier herausgegriffen werden: Ein einseitiges Wirken und Dominieren der Sympathie, und das Verfestigen des Gedankensinns.

Die Seele sucht in der Sympathie Nähe, möchte sich dem Anderen ganz verbinden, ihn in sich aufnehmen, ihn sich aneignen. „Ich habe dich zum Fressen gern", ist dafür das Bild des Volksmunds. Zum einen möchte sich die Seele mit dem Anderen erfüllen, aber auch selber wahrgenommen, anerkannt werden. Sie möchte gefallen, gelobt werden. Die Begegnung wird zum Eigenerleben, weil das wieder Loslassen, das Distanzieren und sich Gegenüberstellen fehlt. In diesem gesund wieder zu sich Zurückkehren entsteht gerade Selbsterkenntnis, die auch die Kraft der Antipathie braucht, welche der Ausatmung zugrundliegt. Antipathie darf nur nicht als eine Negativkraft verstanden werden, wie es heute üblich ist. Beide, Sympathie und Antipathie als Nähe und Distanz sind positive Grundkräfte der Seele und finden ihre ausgleichende Kraft im Interesse. Dieses richtet sich auf die Welt *und* auf sich selbst. Beide Richtungen des erkennenden Ich sind wichtig, ihr in Verbindungbringen schafft erst die Wirklichkeit als Gemeinsamkeit von Welt (Kosmos) und Mensch (Erde). Das sich Verlieren in der Sympathie, das Verharren in ihr als Seele und Ich, kann die weibliche Ausgestaltung des Bluthochdrucks genannt werden.

Der Gedankensinn ermöglicht dem Ich in der denkenden Seele das Erfassen der Gedankenwelt, ob die eines anderen Menschen oder den Gedankenkosmos der schöpferischen Kräfte in der Welt. Durch die Niere werden diese Gedanken befestigt, ihnen wird ihre Lebendigkeit und Verwandlungsfähigkeit genommen, sie werden „fixiert". Das nennen wir Abstraktion. Von der Niere aus gesehen, ist das ein Einatmungsvorgang: Ihm muss ein Ausatmen folgen; was für die zur Abstraktion fixierten und unlebendig gewordenen Gedanken heißt, sie wieder zu beleben, indem wir sie uns anverwandeln und sie nach-denken. Geschieht dies nicht, bleiben die Gedanken in der Seele fest und leblos und übertragen beides auch auf die Seele selbst. Die Gedanken wandeln in eingefahrenen, genormten Bahnen, anstatt Flügel zu gewinnen und mit der Seelenkraft der Phantasie fliegen zu lernen. Auch hierfür gibt uns der Volksmund ein Bild: die Engstirnigkeit. Das bezeichnet die männliche Seite des Bluthochdrucks.

Beide Seeleneigenschaften können sich in dem Ehrgeiz vereinen, wobei der „Geiz" in diesem Wort auf die fehlende Ausatmung verweist, sich nicht von etwas trennen zu können, nicht schenken zu können. Was natürlich überhaupt nicht im äußeren Sinne gemeint ist, sondern als grundsätzliche Haltung der Seele. Auch Perfektionismus, Realismus, sich selber unter Druck setzen, um zum Beispiel Karriere zu machen, gesellen sich zu diesen Grundursachen des Bluthochdrucks. Kann man diesen ersten Annäherungen an die Seele als die alles Verursachende folgen, wird man auch verstehen, dass die angesprochenen Blutdrucksenker nicht ursächlich wirken. Alle Therapie des Bluthochdrucks muss mit einem Motiv beginnen, das wir von Johannes dem Täufer in der Vorverkündigung des Messias hören: „Ändere deinen (euren) Sinn" (Matth. 3,3). Die Weltsicht und auch der Blick auf sich selbst muss von einseitiger Sympathie in ein lebendiges Hin und Her von Nähe und Distanz, Sympathie und Antipathie verwandelt werden. Die Engstirnigkeit (Starrsinn) muss sich weiten und den gesamten Gedankenkosmos anderer Menschen und der Schöpferkräfte, so wie sie sind, in sich aufnehmen. Sie zu verstehen suchen, mit eigenen Gedanken abgleichen und dann synthetisierend zu neuen, vielleicht noch nie gedachten verändern. Die Grundgeste beider Bereiche ist das eigene Subjektive mit dem fremden Objektiven zur Begegnung zu bringen und staunend wahrzunehmen, dass ein Neues, Drittes entsteht. Da wirkt die Sohnesgotteskraft im Denken, aber auch im Fühlen und Handeln.

Helferin bei diesem nicht einfachen, im Tun aber begeisternden Verändern ist an vorderster Stelle die Kunst. Deshalb werden auch alle Formen künstlerischer Therapien speziell der Anthroposophischen Medizin ganz vorne in der therapeutischen Verordnung stehen. Was bedeutet, dass der Hochdruckkranke begleitende Helfer braucht, nicht nur einen Arzneimittel verordnenden Arzt. Dieser sollte vornehmlich Gesprächspartner sein, wenn nicht Formen spezieller Gesprächstherapie (Psychotherapie) gewählt werden. Auch die Pflegetherapien mit den äußeren Anwendungen werden Begleiter sein. Und manche Substanz aus dem Schatz der Natur: das Metall Kupfer, der Austernschalenkalk (Conchae), die Blätter des Ölbaums und vieles andere, was in sich die Fähigkeit vermittelt, das Ausatmen zu intensivieren. Immer wird idealerweise ein Arzt das Gesamtkonzept einer

Therapie moderieren, um zu vermeiden, dass sich die Therapien gegenseitig behindern. Doch das Zentrum aller therapeutischen Kraft eines Bluthochdrucks bildet der Betroffene selbst.

5. Ausklang

Es gäbe noch viel zu ergänzen, weil – wie es klargeworden sein dürfte – der Aufgabenbereich der Niere als Gesamtorganisation, besonders in ihrer intensiven Begegnung mit der zum Leib drängenden Seele, so umfassend wie bei kaum einem anderen Organ ist. Viele grundsätzliche funktionelle Störungen oder Erkrankungen sind Folge von Beeinträchtigungen der Nierentätigkeiten. Ob alle Art von Krampfleiden, vom einfachen Muskelkrampf bis zur Epilepsie; ob generelle Ausscheidungsstörungen im Zuviel oder Zuwenig, zum Beispiel auch mangelnde Tränen- oder Speichelbildung, ob die vielfachen Beeinträchtigungen von Tonus und Lichtbildung; immer müssen wir die Niere an solchem Geschehen beteiligt wissen und in eine Grundtherapie mit einbeziehen. Gar nicht angesprochen, weil ein viel zu weites Feld, wurden die Allergiekrankheiten, deren doppelte Grundstruktur des Zerfließens und des Verhärtens mit Sympathie und Antipathie zusammenhängen.

Oder die große Welt der Empfindungsstörungen, ob leiblicher oder seelischer Natur. Sich darüber ausführlicher aufzuklären, kann durch vielfache schon vorliegende Darstellungen geschehen. Beispielhafte Literatur des Autors hierfür werden am Schluss aufgeführt.

Der zukunftsorientierte Mensch, der immer mehr in Eigenverantwortung leben möchte, der zugleich Verantwortung für die Mitmenschen, das Miteinander einer Gesellschaft, aber auch für die uns so nahestehende und im viel umfassenderen Sinne nährende Natur übernehmen möchte, braucht als Voraussetzung ein Wissen und Verständnis für die Komplexität seines Leibes und seiner Seele, die Werkzeuge und Instrumente für ihn sind. Denn der „eigentliche" Mensch, den weder Geburt noch Tod betreffen, auch wenn er sie durch Leib und Seele wahrnimmt und erlebt, ist unser geistiger Kern, die alle Zeiten überdauernde Entelechie, unser Ich. Dieses Ich sind wir selbst.

Ergänzende Literatur des Autors

Intuitive Medizin. 6. Auflage 2016, Haug Verlag

Die Wiedergewinnung des Heilens. Info3 Verlag 2017

Die spirituelle Seite des Immunsystems. Aethera 2022

Seele & Leib in Gesundheit und Krankheit. Zus. mit Markus Treichler, Info3 Verlag 2019

In der „Schlanken Reihe" vom Info3 Verlag:
Vom Wesen der Lunge 2023
Vom Wesen des Herzens 2023
Vom Wesen der Leber 2024

Auf der Suche nach dem Ich
Zus. mit Steffen Hartmann, Verlag Freies Geistesleben 2024

Die Schlanke Reihe im Info3 Verlag
Besinnlich, anregend, prägnant

Johannes Kiersch
Von der Steinzeit bis zum Great Reset
Ein Anthroposoph versucht, sich nach Corona zurechtzufinden
Schlanke Reihe Band 1
78 Seiten, Klappenbroschur, € 9,90
ISBN 978-3-95779-148-1

Jahn Finkas
Kleines Pandemisches Glossar
Versuch einer Aufarbeitung
Schlanke Reihe Band 2
102 Seiten, Klappenbroschur € 9,90
ISBN 978-3-95779-162-7

Volker Fintelmann
Im Leben das Sterben üben
Anregungen zu einem bewussten Umgang mit dem Tod
Schlanke Reihe Band 3
72 Seiten, Klappenbroschur, € 9,90
ISBN 978-3-95779-166-5

Info3-shop.de

Alma Wichmann-Erlen

Flieg, Emmy, flieg!

Kauderwelsch und Geistesgegenwart einer demenzerkrankten großen Seele

Schlanke Reihe Band 4

100 Seiten, Klappenbroschur, € 9,90

ISBN 978-3-95779-169-6

Thomas Krämer

Raphael: Historische Person und ewige Individualität

Anmerkungen zum Rätsel einer biografischen Signatur

Schlanke Reihe Band 5

90 Seiten, Klappenbroschur, € 9,90

ISBN 978-3-95779-174-0

Volker Fintelmann

Vom Wesen der Lunge

Anschauungen eines Anthroposophischen Arztes

Schlanke Reihe Band 6

100 Seiten, Klappenbroschur, € 9,90

ISBN 978-3-95779-178-8

Volker Fintelmann

Vom Wesen des Herzens

Organ der Mitte, Wohnsitz der Seele

Schlanke Reihe Band 7

100 Seiten, Klappenbroschur, € 10,90

ISBN 978-3-95779-187-0

Jens Heisterkamp

Karma neu denken

Wiederverkörperung und Schicksal
als Herausforderung für die Vernunft

Schlanke Reihe Band 8

102 Seiten, Klappenbroschur, € 10,90

ISBN 978-3-95779-191-7

Volker Fintelmann

Vom Wesen der Leber

Organ des Selbst-Bewusstseins

Schlanke Reihe Band 9

96 Seiten, Klappenbroschur, € 10,90

ISBN 978-3-95779-197-9

INFO3 VERLAG

Kirchgartenstr. 1, 60439 Frankfurt
Tel. 069-58 46 47
E-Mail: vertrieb@info3.de
www.info3.de